Udo Baer &
Gabi Schotte-Lange

Das Herz wird nicht dement

Die Autoren

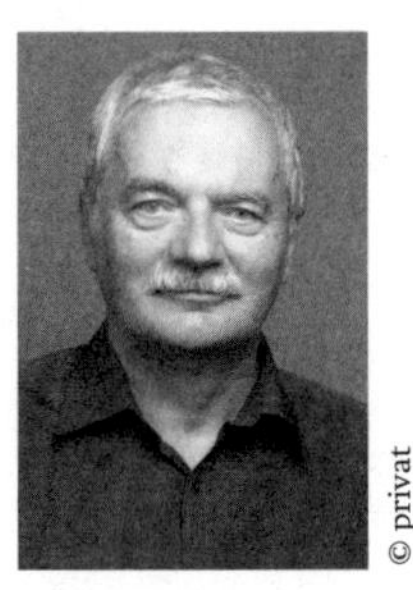

© privat

Dr. Udo Baer, Diplom-Pädagoge, Kreativer Leibtherapeut, Mitbegründer der Zukunftswerkstatt therapie kreativ, wissenschaftlicher Leiter des Instituts für soziale Innovationen (ISI), Vorsitzender der Stiftung Würde und Mitinhaber des Pädagogischen Instituts Berlin (PIB). Autor u.a. von »Das große Buch der Gefühle«, »Das Abc der Gefühle« und »Wie Kinder fühlen«.

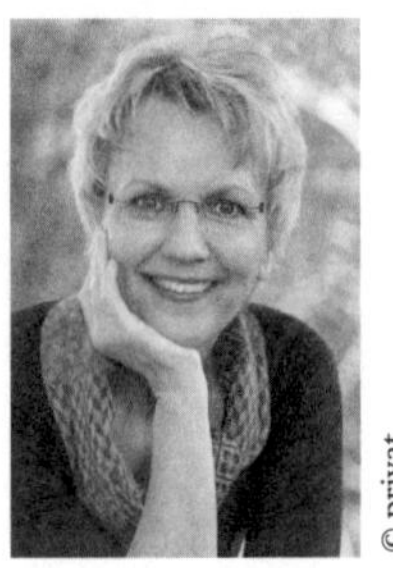

© privat

Gabi Schotte-Lange ist Dipl. Sozialpädagogin, Kreative Leibtherapeutin, Heilpraktikerin für Psychotherapie, Gerontotherapeutin nach SMEI und Dozentin für gerontopsychiatrische Fortbildungen. Sie verfügt über langjährige praktische Erfahrungen in der offenen und stationären Altenarbeit, seit vielen Jahren mit dem Schwerpunkt dementielle Erkrankungen.

Udo Baer &
Gabi Schotte-Lange

Das Herz wird nicht dement

Rat für Pflegende und Angehörige

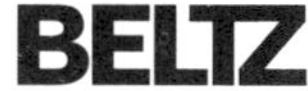

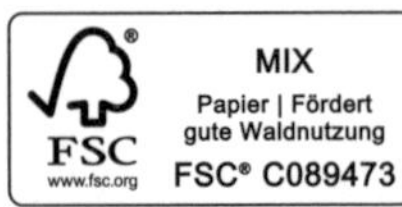

Dieses Buch ist erhältlich als:
ISBN 978-3-407-86584-7 Print
ISBN 978-3-407-86585-4 E-Book (EPUB)

14. Auflage 2025

Umschlaggestaltung: www.anjagrimmgestaltung.de (Gestaltung)
www.stephanengelke.de (Beratung)
Bildnachweis: © Patricia Toth McCormick/gettyimages.de

Herstellung: Sonja Frank
Druck und Bindung: Beltz Grafische Betriebe, Bad Langensalza
Beltz Grafische Betriebe ist ein Unternehmen mit finanziellem Klimabeitrag (ID 15985-2104-1001).
Printed in Germany

Weitere Informationen zu unseren Autor_innen und Titeln
finden Sie unter: www.beltz.de

Inhalt

Vorbemerkung

Jahrzehntelang waren die Menschen mit Demenz in fast allen Veröffentlichungen nur Objekte. Sie wurden als »Demente« bezeichnet, nicht als Menschen mit Demenz. Sie wurden beschrieben, ohne dass sie eine Stimme hatten. Auch in der Praxis fand das allzu oft seine Entsprechung: Sie wurden behandelt, ohne dass sie handeln konnten. Für sie und über sie wurde entschieden, ohne dass sie ihren Willen äußern konnten.

Das lag sicherlich auch daran, dass ihre Erkrankung sie in den Rückzug treibt und sie oft sprachlos macht. Das lag aber auch am fehlenden Interesse an dem, was die Menschen mit Demenz innerlich bewegt, und damit an ihrer mangelnden Würdigung.

Seit etlichen Jahren hat sich die Haltung der Öffentlichkeit geändert. Initiativen zur Würdigung von Menschen mit Demenz entstehen, neue Formen ihrer Pflege, Begleitung und Therapie werden diskutiert und erprobt, und in Veröffentlichungen kommen immer mehr Menschen mit Demenz und deren Angehörige zu Wort.

Wir wollen mit diesem Buch daran anknüpfen und Hilfen geben, wie Menschen mit Demenz gewürdigt und in Würde begleitet werden können. Dazu muss das Verständnis der Erkrankung geändert werden: Demenz ist mehr als eine Gedächtnisstörung. So muss der Blick auf die Innenwelten und besonders auf das Herz, das emotionale Erleben der Menschen mit Demenz gelenkt werden. Das werden wir in diesem Buch unternehmen, möglichst verständlich und damit Verständnis fördernd.

Nur zu sagen, dass man Menschen mit Demenz in Würde begleiten möchte, reicht nicht. Die Begleitenden müssen auch wissen, *wie* das gehen kann. Dazu werden wir zahlreiche praktische Beispiele geben, mit teilweise ergänzenden Anregungen zum individuellen Ausprobieren. Das schließt für uns ein, dass wir uns auch mit dem beschäftigen, was die Pflegenden und Begleitenden brauchen.

Das Buch wendet sich an alle, die mit Menschen mit Demenz zu tun haben und sich für sie interessieren. Dazu gehören die professionell Begleitenden aus Pflege, Betreuung, Therapie und Beratung und andere, die Menschen mit Demenz fachlich begleiten. Die meisten Menschen mit Demenz leben jedoch nicht in stationären Einrichtungen der Altenhilfe. Der überwiegende Teil Betroffener wird von Angehörigen gepflegt und begleitet. Auch sie liegen uns sehr am Herzen, auch für sie ist dieses Buch geschrieben und wir hoffen, sie damit zu unterstützen.

Wir werden, wie erwähnt, in diesem Buch das Gesagte mit zahlreichen Beispielen aus der Praxis illustrieren und belegen. Diese Beispiele sind in kursiver Schrift gehalten. Darin bedeutet »ich«, dass sie manchmal von Gabi Schotte-Lange und manchmal von Udo Baer beschrieben sind. Mit »wir« ist eine Gruppe von Menschen im Altenheim mit ihren Betreuer/innen gemeint. Auf Literaturhinweise und -belege haben wir der besseren Lesbarkeit wegen weitgehend verzichtet. Wir verweisen dazu auf die von Udo Baer im Semnos-Verlag erschienene Buchreihe »Alter & Würde«.

Dieses Buch hat bereits in mehreren Auflagen zahlreiche Leserinnen und Leser erreicht. Neben vielen direkten Rückmeldungen haben wir zudem unsere Inhalte in etlichen Vorträgen, Lesungen, Seminaren, Tagungen und anderen Veranstaltungen mit Interessierten diskutiert und dabei unzählige weitere Fragen beantwortet. Das führte dazu, dass wir nun diese Erfahrungen in diese überarbeitete und erweiterte Ausgabe einbringen.

1 Das Gedächtnis des Herzens

Wenn Sie beim Stadtbummel jemanden treffen, den Sie kennen, und sich nicht mehr an den Namen dieser Person erinnern, dann wissen Sie zwar den Namen nicht mehr, sind sich aber sicher, dass diese Person Ihnen vertraut ist. Sie kommt Ihnen »bekannt vor«, das spüren Sie und das fühlen Sie. In diesem Moment ist das Gedächtnis nicht nur ein Moment des Denkens (»Wie heißt sie nur?«), sondern auch ein Moment des Spürens (»Ich bin ganz sicher, dass wir uns kennen!«). Sie suchen vielleicht nach Situationen, in denen Sie und die andere Person sich begegnet sind (»Wo haben wir uns denn getroffen? Bei der Arbeit? Bei einer Geburtstagsfeier?«), und Sie sind mit Ihren Gefühlen beteiligt: Es ist Ihnen wahrscheinlich peinlich und Sie ärgern sich über sich selbst, dass Ihnen der Name nicht einfällt.

Sie sehen an diesem Beispiel, dass das Erinnern ein komplexer Prozess ist, der nicht nur das Denken betrifft. Das ist wichtig zu wissen, wenn es um die Demenz geht. Die Weltgesundheitsorganisation sagt wie viele andere medizinische Institutionen, Demenz sei vor allem eine Störung der Leistungsfähigkeit des Denkens. Dies mache sich vor allem im allmählichen Versagen des Gedächtnisses bemerkbar. Das Gedächtnis wird schwächer, es gibt sogenannte »Aussetzer«, die Schwierigkeiten werden immer größer, bis schließlich sogar die Menschen nicht mehr erkannt werden, die den Erkrankten nahestanden. Richtig ist daran, dass das Erinnerungsvermögen nachlässt, was sich vor allem darin äußert, dass neue Wahrnehmungen nicht mehr mit alten Erfahrungen und Kenntnissen in Verbindung gebracht werden können. Ich sehe jemanden und spüre, dass ich ihn kenne, ich weiß aber nicht mehr, wie er heißt und woher ich ihn kenne. So etwas kennen wir alle gelegentlich. Bei den Menschen mit Demenz wird dies vorherrschend. Insofern ist es richtig, dass eine Demenzerkrankung auch eine Störung des sogenannten »kognitiven Gedächtnisses« ist, also des Gedächtnisses des Denkens. Aber sie ist es nicht nur.

Wenn wir Menschen mit Demenz genauer beobachten, erleben wir Überraschungen:

> *Als ich in einem Altenheim am Niederrhein eine kreativ-therapeutische Gruppe mit an Demenz erkrankten Menschen leitete, befand sich unter den Teilnehmenden eine Frau Mitte 70, deren demenzielle Erkrankung fortgeschritten war. Sie sprach nur zwei, drei Wörter am Tag, reagierte sehr selten auf Ansprache, war desorientiert, kannte weder ihren Namen noch den anderer. Ihr Körper wirkte verworren. Wie ein Knäuel lagen Arme und Beine über- und umeinander, und sie versuchte immer wieder, sie zu entwirren. Ich legte eine Tango-Musik auf, ging auf sie zu und setzte mich ihr gegenüber. Meine Hände griffen nach ihren Händen. Ich beabsichtigte, mit ihr sitzend den Tango zu tanzen, indem ich ihre Hände bewegte, hoffend, dass sie mit ihren Händen sich daran beteiligen könne. Sie schaute mich an, als sie die ersten Takte des Tangos hörte.*
> *Dann stand sie in einer fließenden Bewegung auf, ergriff mich und schob mit mir einen Tango durch den Raum – mit mir, der ich nie die Tango-Schrittfolgen behalten konnte. Sie tanzte mit mir, bis die Musik verklang.*

Anschließend verbeugte sie sich vor mir und sagte: »Ich danke Ihnen, junger Mann.« Anschließend setzte sie sich und lächelte vor sich hin.

Was erzählt uns diese Geschichte? Sie erzählt uns, dass es mehr als ein Gedächtnis des Denkens gibt. Die Frau, die den Tango tanzte, erinnerte sich nach diesem Geschehen immer noch nicht an ihren Namen oder den Namen des Tanzpartners. Aber ihr Körper erinnerte sich, ihre Arme und Beine, die sonst eher unkoordiniert waren, erinnerten sich daran, wie sie den Partner halten und mit ihm gemeinsam einen Tango tanzen konnten. Offensichtlich verfügte sie über ein Körpergedächtnis, das funktionieren konnte, auch wenn das Gedächtnis des Denkens nicht mehr wie früher tätig sein kann.

Die Frau, die den Tango tanzte, reagierte auf die Musik. Wir beobachten oft, dass Menschen mit Demenz, die das Jahr, den Tag und die Namen nicht mehr wissen, plötzlich, wenn ein Volkslied erklingt, zehn Strophen auswendig mitsingen können. Offensichtlich verfügen sie also wie die Frau, die den Tango tanzte, über ein Gedächtnis der Klänge, ein Gedächtnis der Sinne.

Das Gedächtnis der Sinne, das Gedächtnis des Körpers, das Gedächtnis der Klänge und Situationen – all das sind Bestandteile des Gedächtnisses des Erlebens, von uns »Leibgedächtnis« genannt. Leib kommt von *»lib«* und meint den *erlebenden* Menschen. Das Leibgedächtnis ist weitgehend identisch mit dem, was auch »implizites Gedächtnis« genannt wird: Sie können Fahrrad fahren, auch wenn Sie sich nicht mehr daran erinnern, wann und wie Sie es gelernt haben (diese Erinnerung wäre das »explizite Gedächtnis«). Das Leibgedächtnis ist intensiv und stark verfestigt, viel kraftvoller als das Gedächtnis des Denkens. Wenn das Gedächtnis des Denkens versagt, können die Betroffenen auf das Leibgedächtnis zurückgreifen. Das ist eine erste wichtige Schlussfolgerung aus dem erweiterten Verständnis des Gedächtnisses.

Wenn wir betrachten, wie das Leibgedächtnis funktioniert und woraus es besteht, dann begegnen wir zuerst der Gewohnheit. Bei den ersten Versuchen, mit dem Fahrrad zu fahren, müssen wir uns noch genau konzentrieren, wie wir den Lenker halten, unsere Füße bewegen und mit dem Oberkörper die Balance halten. Nach einigen Versuchen sind die Erfahrungen in das Leibgedächtnis übergegangen, sie sind »einverleibt« worden, sodass wir uns nicht mehr genau zu erinnern brauchen.

Neben der Gewohnheit ist die Ähnlichkeit ein wichtiges Prinzip, nach dem das Leibgedächtnis wirkt. Wenn Sie im Urlaub ein Mittagessen kochen wollen, werden Sie das genauso gut oder doch fast genauso gut können, wie Ihnen das zu Hause gelang. Dabei ist doch vieles anders: Die Küche ist anders gebaut, die Töpfe und Pfannen sind andere, die Kartoffeln kleiner und der Fisch größer. Trotz der neuen Umstände fangen Sie nicht »bei null« an, weil all diese neuen Umstände ähnlich denen sind, die Sie kennen. Unser Leibgedächtnis orientiert sich an ähnlichen Situationen und Erfahrungen. Wenn Ihre Partnerin oder Freundin eine neue Frisur hat und anders geschminkt ist, werden Sie sie dennoch wiedererkennen, weil Ihr Leibgedächtnis die Ähnlichkeit erfasst. »Erfasst« ist ein richtiges Wort, denn das Leibgedächtnis erkennt das Gesicht nicht aufgrund von analytischen Denkprozessen, indem es Gesichtsform, Augenfarbe, Nasengröße und anderes mehr vergleicht, sondern »erfasst« die Ähnlichkeit in einem Blick. Aktivitäten des Leibgedächtnisses werden deshalb auch weniger als Denkprozesse beschrieben, sondern eher mit sinnlichen Begriffen umschrieben. Das Wort »erfassen« ist solch eine Beschreibung, die wiederum das Prinzip der Ähnlichkeit nutzt. Wie eine

Hand mit einer Berührung »erfassen« kann, dass sie ein Stück Holz gegriffen hat, so kann mit einem Blick eine Person oder eine Situation »erfasst« werden.

Das Leibgedächtnis »einverleibt« sich Sinneserfahrungen und nutzt diese, um mit Ähnlichkeiten neuen Situationen zu begegnen. Dieses Gedächtnis kann folglich durch verschiedene Sinneszugänge aktiviert werden, wie zum Beispiel auch durch den Duft von Vanille:

> *Frau N. hat sich im Zuge ihrer Demenzerkrankung immer mehr zurückgezogen. Sie vereinsamt und dämmert zunehmend unbeteiligt vor sich hin. Wir bringen ihr einige Düfte mit. Mehrere kleine Plastikdosen enthalten Stoffe, die stark duften. Wir öffnen das Döschen mit den Vanillestücken. Sie riecht es und atmet schneller. Ihr Blick wird offener, sie schaut uns an. »Vanille, das ist ja Vanille«, sagt sie, »oh, der Vanillepudding!«*
> *Und sie beginnt zu erzählen:*
> *»Arm waren wir, arm wie die Kirchenmäuse, sagte man. Pudding gab es nur zum Geburtstag oder zu Weihnachten oder zu Ostern. Immer nur an Festtagen, da freuten wir uns schon lange drauf, lange vorher. Wenn die Mutter den kochte, dann roch es nach Vanille, die ganze Wohnung war voll davon …«*
> *Und sie erzählt mehr aus ihrer Kindheit, von ihrer Mutter, von dem, was schön war, und dem, worunter sie litt.*

Bei dieser Frau war es der Duft von Vanille, der ihr Gedächtnis anregte und ihre Worte ins Sprudeln brachte. Plötzlich war eine Verbindung zwischen Neuem und Altem hergestellt, zwischen dem Duft der Vanille aus der Plastikdose und der Erinnerung an den Duft des Vanillepuddings am Geburtstag.

Das Gedächtnis der Sinne, das Leibgedächtnis, funktioniert somit, auch wenn das Gedächtnis des Denkens in seiner Wirkung reduziert ist. Ja mehr noch, das Gedächtnis der Sinne kann das Gedächtnis des Denkens wieder anregen und Anstöße geben, Neues und Altes zu verbinden und Erinnerungen lebendig werden zu lassen. Das Leibgedächtnis und das explizite Gedächtnis sind ineinander verwoben, das Gedächtnis des Denkens stützt sich auf die Selbstverständlichkeit des Leibgedächtnisses, sodass eine intensive Aktivierung des Leibgedächtnisses auch das Gedächtnis des Denkens anregen kann.

Frau S. sieht auf meine mit Rosen bemalte Dose und betrachtet sie lange. Dann berührt sie diese und streicht vorsichtig mit den Fingern über den Deckel. »Gefällt Ihnen das?« Sie nickt. »Das ist schön. Sehr schön.« Sie hebt den Deckel hoch und blickt hinein. In der Dose liegen verschiedene Schmuckstücke. Nach einer ganzen Weile nimmt sie eine Kette heraus, betrachtet sie, legt sie wieder hinein und wählt eine andere Kette aus. Sie hält einen ovalen Anhänger aus Silber in der Hand und dreht ihn von allen Seiten. »Das ist schön.« Sie lehnt sich zurück und hält dabei den Anhänger fest in der Hand. Dabei spielen ihre Finger immer wieder mit dem Schmuckstück. Sie hält den Anhänger wieder hoch und sieht ihn sich nun genauer an. Es ist ein Medaillon. Sie lächelt und versucht es zu öffnen. Dabei sagt sie: »Da ist ein Bild drin. Ein Bild von meinem Mann und von mir.« Da es ihr nicht gelingt, helfe ich ihr. Als wir es geöffnet haben, enthält es keine Bilder. Sie betrachtet es lange und sieht mich an. »Hatten Sie auch so ein Medaillon?«, frage ich sie. »Ja.« Sie nickt und sagt: »Da war immer ein Bild drin. Ein Bild von meinem Mann und mir und unserem Sohn. Ich hatte es immer um. Das Bild haben wir an unserem Hochzeitstag gemacht. Mein Mann hat mir das Medaillon geschenkt. Das war so schön. Wir hatten doch nichts und dann so viel zu bekommen. Das war an unserem Hochzeitstag. Mein Mann hat immer daran gedacht. Ich hatte einen guten Mann.«

Kommen wir zurück zu der Frau, die den Tango tanzte. In ihr wurde noch ein anderes Gedächtnis lebendig, das situative Gedächtnis, das Gedächtnis der Beziehungen und Situationen. Sie tanzte mit dem männlichen Therapeuten und sie schien sich dabei an frühere Tangotänze zu erinnern, vielleicht an den Tanz mit ihrem Mann oder mit ihrem Verlobten, vielleicht an einen früheren Freund oder an einen sonstigen Tanzpartner. Das situative Gedächtnis wird aktiv, wenn Situationen im Heute früheren Situationen ähneln. Die Tanzmusik und der gemeinsame Tanz in der Gruppe ähnelten dem früheren Tanz und schon wurden Verbindungen hergestellt, die sich im Lächeln äußern, in einer Veränderung des Wohlbefindens und in dem Satz, mit dem sie ihren Tanzpartner verabschiedete: »Vielen Dank, junger Mann.« Auch im zweiten Beispiel wird das situative Gedächtnis aktiv. Das Medaillon erinnerte die Frau an das Hochzeitsgeschenk des Mannes, sie konnte die Verbindung zur Gesamtsituation in der damaligen kargen Zeit herstellen. Die Gesten des Ehemannes zu den Hochzeitstagen fielen ihr wieder ein. Auch hier wird das Prinzip der Ähnlichkeit sichtbar, nach dem das Leibgedächtnis arbeitet.

Doch betrachten wir genauer, wann dieses Leibgedächtnis lebendig wird, wann es also seine Kraft und seinen Reichtum entfalten kann. Nicht jede Musik setzt es in Bewegung, nicht jeder Duft aktiviert es. Dies geschieht nur dann, wenn es die betreffenden Menschen innerlich bewegt. Das heißt also, wenn die Impulse, die das Gedächtnis aktivieren sollen, für den Betreffenden so wichtig sind, dass sie das Herz berühren.

Die Frau, die den Tango tanzte, hat sich mit ihrem Herzen an frühere Begegnungen beim Tangotanz erinnert, die ihr wichtig waren. Von genauso großer Bedeutung war für Frau N. die Erinnerung an den Vanillepudding, den ihre Mutter zu den Geburtstagen gekocht hat. Für Frau S. war es das Medaillon mit all den Erinnerungen, die sie tief berührt haben. Wird das Herz berührt, kann die Erinnerung über das zu Herzen Gehende hinaus reichen und es werden Schritt für Schritt andere Regionen des Erinnerns aktiviert.

Dies zu wissen ist wichtig, denn mag das Gedächtnis des Denkens noch so sehr zurückgehen und zerrüttet werden, das Gedächtnis des Körpers, das Gedächtnis der Sinne, das situative Gedächtnis, kurz: das Gedächtnis des Herzens, bleiben bestehen und damit lange zugänglich. Der Zusammenhang zwischen Erinnern und der Beteiligung des Herzens war der Menschheit lange bekannt und selbstverständlich, bis er im Zeitalter der naturwissenschaftlichen Reduktion des Menschen auf Zellen und Moleküle in Vergessenheit geriet. Im Altertum meinte man, das Herz sei der Sitz des Gedächtnisses. Im Englischen heißt »auswendig lernen«: »to learn by heart«.

Das Gedächtnis des Denkens kann schwinden, das Leibgedächtnis kann dennoch aktiv bleiben und aktiviert werden. Ja, mehr noch, das Leibgedächtnis kann Brücken zum Gedächtnis des Denkens bauen. Dies umso leichter, je mehr das Herz berührt wird.

In diesem Sinne sagen wir: *Das Herz wird nicht dement!*

UNSER TIPP

Hilfreich für ein Verständnis des Leibgedächtnisses kann sein, eigenen Erfahrungen nachzuspüren. Fragen Sie sich doch einmal, was Ihr Herz berührt hat und welcher Sinnesreiz für Sie jeweils damit verbunden war. Welche Melodien oder Klänge fallen Ihnen beispielsweise ein, bei denen Sie das Gefühl haben, Ihr

Herz geht auf? Sei es, weil Sie die Erfahrung mit einer schönen Situation, einem besonderen Menschen oder einem ganz bestimmten Ereignis verbinden. Oder welche Gerüche erwecken in Ihnen ein Wohlgefühl? Sind es eher Düfte vom Essen, aus der Natur, besonderen Aromen oder mehreres? Welche Dinge oder Materialien berühren Sie gern oder schauen Sie sich mit Vorliebe an, sodass Ihnen warm ums Herz wird?

So vielfältig, wie hier Ihre Antworten ausfallen werden, so unterschiedlich können sich auch die Sinnesreize gestalten, die Menschen mit Demenz berühren und noch vorhandene Ressourcen ansprechen.

2 Gefühle, Gefühle, Gefühle

Der Mensch, dessen Gedächtnis des Herzens aktiv wird, ist grundsätzlich ein fühlender Mensch, ganz gleich, ob er an Demenz erkrankt ist oder nicht. Nicht nur im Hinblick auf das Gedächtnis sind die Gefühle jedoch wichtig. Sie begleiten, ja prägen die gesamte demenzielle Erkrankung. Die Demenz beinhaltet somit eine tief greifende Veränderung des Gefühlslebens der Erkrankten (und ihrer Umgebung). Diese wollen wir nun genauer betrachten.

Die Scham

Die Scham ist das Gefühl, das zumindest in der beginnenden Demenz am häufigsten auftritt. Scham verspüren viele Menschen, wenn sie etwas Wichtiges vergessen. Wir haben Sie anfangs schon an eine Situation erinnert, in der Sie jemanden treffen und sich an den Namen der bekannten Person nicht mehr erinnern. Dies wird Ihnen mit hoher Wahrscheinlichkeit peinlich gewesen sein. Auch wenn Sie einen Geburtstag oder ein anderes wichtiges Ereignis vergessen haben, werden Sie sich wahrscheinlich schämen. Stellen Sie sich nun einmal vor, dies geschieht häufiger und häufiger – die Scham wird dann zu einer alltäglichen Begleiterin. Genau dies widerfährt Menschen, die an Demenz erkranken.

Die meisten tun alles, um eine beginnende Demenz zu verbergen. Darüber wird nicht gesprochen, Demenz ist kein Thema am Küchentisch oder auf der Geburtstagsparty, aber allerdings auch nicht im vertraulichen Gespräch mit Angehörigen. Deswegen ist die beginnende Demenz zumeist auch eine Zeit der schamhaften Ausreden und des »So-tun-als-ob«.

Charakteristisch für eine beginnende Demenz, vor allem des Alzheimer-Typus, ist das Erleben von Aussetzern. Es entstehen plötzlich Lücken in der Wahrnehmung der Welt.

Eine Frau geht beispielsweise los, um eine Freundin zu besuchen. Sie geht auf ihrem gewohnten Weg, die gewohnten Straßen entlang. Plötzlich realisiert sie, dass sie sich ganz woanders befindet. Ihr fehlen die letzten zehn Minuten. Sie weiß nicht mehr, wo sie ist. Sie fragt einen Passanten nach dem Weg. Ihm sagt sie nicht: »Ich habe eine demenzielle Wahrnehmungslücke und Gedächtnisstörung«, sondern sie sagt eher: »Ich bin fremd hier, können Sie mir helfen?«

Eine Frau mit fortgeschrittener Demenz kann nicht mehr Zeitung lesen. Sie sagt ihrer Tochter: »Ach, da ist so viel Elend in der Welt, über das berichtet wird, ich mag gar keine Zeitung mehr lesen. Du kannst sie abbestellen.«

Frau J. ist gerne in Gesellschaft. Doch immer, wenn es in der Gruppe darum geht, an einer kreativen Aktion teilzunehmen, egal, was es ist, äußert sie: »Ich würde ja gerne, aber wissen Sie, ich habe heute nicht die richtige Brille mit.«

Wir wollen einen Ausflug in den Zoo unternehmen. Frau L. äußert sich freudig interessiert, als ihr zugesichert wird, dass eine Mitarbeiterin sie begleiten werde. Als es endlich so weit ist, sagt sie: »Ach heute nicht. Bestimmt ein anderes Mal. Da fahre ich gerne mit, aber heute, da passt es mir gerade nicht. Meine Tochter will auch nachher zu Besuch kommen. Nächstes Mal, da fahre ich gerne mit.«

Ich lud eine Bewohnerin ein, mit mir durch den Garten zu gehen. Als wir dort die einzelnen Blumen und Sträucher betrachteten – ich wusste, sie besaß früher einen großen Garten –, wurde sie immer stiller. Dann kam unvermittelt die Aussage: »Ich muss jetzt rein. Meine Tochter kommt und die weiß dann nicht, wo ich bin.« Auch als ich ihr versicherte, dass die Kolleg/innen der Tochter Bescheid sagen würden, blieb sie dabei: »Ich muss rein. Meine Tochter will gleich kommen.«

All diese Verhaltensweisen und Äußerungen sind mit der Scham zu erklären. Die Scham ist ein Gefühl, das selbst ungern benannt wird. Scham tritt dann auf, wenn ein Mensch etwas nicht zeigen, nicht öffentlich werden lassen möchte, was nach seinem Dafürhalten eher im Verborgenen, im intimen Bereich bleiben soll. So wenig wie das, dessen man sich schämt, öffentlich werden sollte, soll für die meisten auch das Gefühl der Scham öffentlich werden. Deswegen tritt die Scham sehr häufig auf und wird gleichzeitig sehr versteckt. Sie verbirgt sich hinter Ausreden und Notlügen und zeigt sich vor allem darin, dass Menschen Situationen meiden, von denen sie vermuten, dass sie sie in peinliche Situationen bringen.

Die Frau, die auf dem Weg zum Supermarkt die Orientierung verloren hat, wird vielleicht zu vermeiden versuchen, dass ihr beim nächsten Mal das Gleiche widerfährt und sie in die peinliche Situation gerät, nicht mehr zu wissen, wo sie ist und wie sie zu ihrem Ziel kommt. Sie bittet deshalb ihren Sohn oder ihren Nachbarn, ihr bei der nächsten Gelegenheit vom

Einkaufen das Gewünschte mitzubringen, da sie »nicht mehr so schwer tragen kann«, ein einleuchtendes Argument.

Wir haben Kuchen gebacken. Auch Frau T. beteiligt sich intensiv an den Vorbereitungen und freut sich offensichtlich genauso wie die anderen auf den frisch gebackenen Kuchen, der schon herrlich duftet. Als er schließlich auf den Tellern verteilt werden soll, steht Frau T. auf und sagt: »Ich muss jetzt gehen. Meine Tochter will gleich kommen.« Ich weiß, dass ihre Tochter erst gegen Abend kommen möchte. Da Frau T. traurig wirkt, versuche ich, sie zum Bleiben zu ermuntern, da bis zu dem Besuch noch Zeit sei. Doch sie lässt sich nicht aufhalten und sagt nur noch: »Ach, ich esse nie viel. Lassen sie mal. Meine Tochter kommt bestimmt gleich.« Später erfahre ich von den Mitarbeiter/innen, dass Frau T. offenbar Probleme mit ihrer Zahnprothese hat und ihr diese beim Essen immer herunterrutscht.

Frau T. hat sich geschämt und deshalb das Kommen ihrer Tochter als Argument vorgeschoben – nicht aus Vergesslichkeit oder Verwirrung, sondern aus Scham. Scham kann auch »ansteckend« sein. Oft schämen sich auch Angehörige, dass »die Mutter nicht mehr so wie früher kann«. Wer viel mit Menschen zusammen ist, die sich schämen, wird oft von der Scham angesteckt. Oder die Scham wird so selbstverständlich und allgegenwärtig, dass sie kaum noch wahrgenommen wird.

In jedem Fall ist es wichtig, um die Existenz und Bedeutung der Scham in diesem Zusammenhang zu wissen. Menschen, die sich ihrer beginnenden oder fortschreitenden Demenz schämen, brauchen zweierlei: Sie benötigen Respekt vor ihrem Recht auf Intimität und gegenüber ihrem Anspruch, nicht jede Schwäche öffentlich mitteilen zu müssen.

Die Mitarbeiterin wirkt ungehalten, als Herr K. sich in die Hose gemacht hat, weil er nicht mehr wusste, wie man die Hose aufmacht, und äußert: »Warum haben Sie denn nichts gesagt. Ich helfe Ihnen doch. Das wäre wirklich nicht nötig gewesen.«

Wer so kritisiert, weiß entweder nicht um die Scham als Hintergrund des Verhaltens oder respektiert sie nicht. Und damit sind wir nah an dem, was wir als Beschämung bezeichnen wollen.

Deutlich von dem Gefühl der Scham zu trennen sind das Gefühl und der Akt der Beschämung. Beschämt werden Menschen, indem sie ausgelacht und vorgeführt werden, indem ihnen vorgeworfen wird, Fehler zu machen und falsch zu sein. Wer beschämt wird, reagiert manchmal aggressiv, zumeist aber mit Rückzug und verstärkter Scham. Menschen mit Demenz, die in ihrem Leben viel beschämt wurden, reagieren oft besonders schamvoll. Wenn sie dann noch spüren oder hören, dass sie viel falsch machen und »nicht richtig« sind, vergrößert sich ihre Scham noch mehr.

Die Scham kann zu sozialem Rückzug und in die Einsamkeit führen, zum Aufgeben der Aktivitäten und dazu, sich vor Hilfestellungen zu verschließen. Deswegen tut es auf der anderen Seite auch gut, nicht jedes Verbergen mitzumachen, sondern durch die Scham hindurch anzusprechen, dass Sie mitbekommen, dass es Gedächtnis- und Orientierungsstörungen gibt: »Ich bekomme mit, dass Sie Probleme haben, und ich vermute, dass Ihnen das peinlich ist. Ich bin gerne bereit, Ihnen zu helfen. Das kann ich aber nur, wenn Sie mir erzählen, dass es Probleme gibt und wie die Probleme auftauchen. Dann können wir gemeinsam danach suchen, wie Sie besser damit umgehen können.«

Die Demenzerkrankung einer verwandten Person kann auch dazu führen, dass Angehörige beschämt werden. So wie die Erkrankten oft darauf reduziert werden, dass sie dement sind, und die anderen Aspekte ihrer Persönlichkeit nicht mehr wahrgenommen werden, so widerfährt diese Einengung auch vielen Angehörigen. Manche, die erleben, dass die Erkrankung mitschämend oder beschämend auf sie abfärbt, wehren sich dagegen.

Eine Angehörige erzählt: »Schlimm finde ich, wenn ich so reduziert werde auf das vielleicht in dem Moment unangenehme Verhalten meiner Mutter, dass es nur heißt, guck mal, das ist die Tochter von der und der. Man ist in dem Moment nur die Tochter von der Frau, die so viel Arbeit macht. Sie kann doch nicht mehr anders und ich bin nicht meine Mutter.«

UNSER TIPP

Um Gefühle der Scham oder Beschämung in der Öffentlichkeit nicht zu intensivieren, sprechen Sie den Anlass oder die Ursache für die Situation an, beispielsweise wenn sich jemand eingenässt hat. Reden Sie nach Möglichkeit mit leiser Stimme unter vier Augen oder im geschützten Rahmen ohne Zuschauende. Hilfreich kann sein, dem Betreffenden unter einem Vorwand anzubieten, ins Zimmer oder Bad zu gehen.

Fühlen Sie sich als Angehöriger durch Reaktionen anderer beschämt, dann sorgen Sie für sich. So können Sie diejenigen darauf ansprechen und von Ihren Gefühlen erzählen oder Sie benennen konkret, welches Verhalten Sie sich in der zuletzt beschriebenen Situation von der anderen Person wünschen.

Die Angst und die Verzweiflung

Eine Demenzerkrankung macht Angst. So positiv es ist, dass immer mehr Menschen über die Demenz und vor allem die Alzheimerdemenz Bescheid wissen und dadurch frühzeitig Hilfe einholen können, so angstmachend ist für viele Betroffene und Angehörige das Wissen um den Verlauf dieser Krankheit, gegen die es bislang kein grundsätzlich heilendes Mittel gibt. Dieses Wissen macht Angst. Viele andere Krankheiten gehen vorüber und die Erkrankten haben die Hoffnung, dass es wieder so wird »wie früher«. In der Demenz gibt es diese Perspektive nicht. Vieles kann getan werden, damit das Fortschreiten verlangsamt wird oder Plateaus relativen Innehaltens der Erkrankung gelebt werden können, doch die Gewissheit einer späteren Verschlechterung bleibt zumindest im Hinterkopf.

Wird diese Angst geteilt, verliert sie viel von ihrer Kraft. Bleibt sie im Verborgenen, versuchen die betroffenen Erkrankten oder auch die Angehörigen die Angst mit sich selbst auszumachen. So kann sie wachsen, ja manchmal sogar schneller wachsen als die Erkrankung an sich und zur Panik und Verzweiflung werden. Wird Angst mitgeteilt, aus dem Nebel der Verschwiegenheit und des Verdachts herausgeholt und kann sie geteilt werden, ist konkret geteilte Angst oft halbe Angst. Sie verschwindet damit nicht, aber sie verliert ihren Schrecken und eine Quelle ihrer Kraft.

Ich treffe eine 78-jährige Bewohnerin mitten in ihrem Zimmer stehend an. Hilflos um sich blickend und ängstlich geht ihr Blick durch den Raum. Als sie mich sieht, kommt sofort die Frage: »Hören Sie mal, was muss ich jetzt denn bloß tun? Ich muss doch die Schuhe anziehen, ich muss doch gleich weg, mein Sohn holt mich doch ab!« Wir haben kurz vor 18.00 Uhr, ihr Sohn wollte sie am nächsten Tag besuchen, um mit ihr Kaffee zu trinken. Ich versuche, sie zu beruhigen. »Ja, Ihr Sohn will Sie morgen besuchen kommen. Da ist sicher noch viel vorzubereiten. Jetzt haben Sie erst einmal Zeit, Abendbrot zu essen. Später helfen wir Ihnen, sich dann für alles vorzubereiten.« Sie fragt immer weiter: »Was muss ich jetzt denn machen? Ich weiß doch gar nicht. Ich muss mich doch noch erst fertig machen. Muss ich dann noch die Zähne putzen? Und kämmen muss ich mich dann auch noch.« Sie blickt mich ängstlich-fragend an. »Ja, das ist schlimm, wenn noch so viel zu tun ist und man das Gefühl hat, nicht alles zu schaffen. Sie sind aber nicht alleine. Wir helfen Ihnen dabei.«

»Ja aber, ich muss doch erst noch mich fertig machen. Ich muss doch noch …«

»Ja, Sie müssen noch einiges erledigen, bevor es so weit ist. Aber Sie müssen es nicht alleine schaffen. Wir helfen Ihnen.«

»Sagen Sie mir dann, was ich tun muss? Ich muss doch noch …« Und wieder blickt sie ängstlich suchend zu mir.

»Ja, ich sage Ihnen, was dann zu tun ist. Eines nach dem anderen.«

»Das ist gut, eines nach dem andern. Das ist gut. Sie sind richtig. Sie hören zu.«

Dann geht sie mit mir zum Abendessen.

UNSER TIPP

Nehmen Sie Angst immer ernst und sprechen Sie diese an. Nur dann fühlt sich die betreffende Person gesehen und kann ein Hilfsangebot überhaupt wahrnehmen. Hätte die Bewohnerin nur gehört, sie brauche doch keine Angst zu haben, dann hätte sie sich wahrscheinlich nur noch mehr in ihre Angst hineingesteigert.

Viele Alltagserfahrungen sind ängstigend, wenn man an Demenz erkrankt ist. Eine Unruhe zu spüren, ohne zu wissen, was sie hervorruft, einem Menschen zu begegnen, ohne ihn zu erkennen, einen Weg zu gehen, ohne sicher zu sein, wohin er führt – all das verunsichert und macht Angst. Diese Angst wiederum führt zu Unruhe, zu einem Aufgeregtsein, das sich in stetigem Umherlaufen oder in Äußerungen wie »Ich will hier weg« ausdrückt.

Herr K. rennt unruhig hin und her. Dabei stößt er immer wieder an einzelne Möbelstücke. Er blickt suchend um sich. Eine Mitarbeiterin steht am Tisch und faltet Wäsche.
Herr K. sagt: »Ich muss hier raus! Nun helfen Sie mir doch! Ich muss weg, ich muss raus …«
Die Mitarbeiterin versucht, ihn mit Worten zu beruhigen: »Es geht Ihnen doch gut hier. Bleiben Sie mal bei mir.«
»Sie verstehen mich nicht. Ich muss weg, ich will raus, wo ist die Tür? So helfen Sie mir doch!«
Wieder versucht die Mitarbeiterin, ihn mit Worten zu beruhigen, doch es ist atmosphärisch spürbar, wie die Anspannung sich bei Herrn K. weiter ausbreitet. Er zittert am ganzen Körper. In seiner Not packt er mit beiden Händen fest den Tischrand und rappelt kräftig daran. Seine Gesichtsmimik ist verbissen, der Kiefer stark angespannt und seine gesamte Körperhaltung in höchster Spannung. Er gibt mehr Laute als Worte von sich: »Aah, aah, aah …«

Was hilft gegen die Angst und diese starke Unruhe? Zuerst einmal ist festzuhalten, dass ein Leugnen der ängstlichen Gefühle nicht hilft, auch wenn für sie diese Angst vielleicht gar nicht nachvollziehbar ist. »Sie brauchen doch keine Angst zu haben« oder »Es ist doch nicht so schlimm« und ähnliche Äußerungen, jedes Abwehren und jedes Verniedlichen führen sehr häufig nur dazu, dass die Ängste noch stärker werden und die Betroffenen noch mehr an der Angst festhalten.

Frau M. steht vor dem Aufzug. »Da geh ich nicht rein. Da nicht.« Die Mitarbeiterin versucht, Frau M. zu überreden. »Sie sind doch eben schon damit gefahren. Vor dem Mittagessen. Da kann wirklich nichts passieren.«
Frau M. weigert sich, indem sie den Kopf schüttelt und keinen Schritt weitergeht. »Frau M., kommen Sie, das ist nicht schlimm, das ist nur der Aufzug.«
Frau M. will sich umdrehen und weggehen.
»Frau M., bitte, anders kommen Sie doch nicht hoch. Wir müssen damit fahren.«
Die Mitarbeiterin nimmt sie am Arm und versucht, einladend auf sie einzureden. »Kommen Sie, wir fahren jetzt nach oben.«
Die Angst von Frau M. wird schlimmer. Das wird dadurch spürbar, dass sie aufgeregt anfängt zu schimpfen, die Hände der Mitarbeiterin abwehrt und sagt: »Nein, nein, da geh ich nicht rein.« Dann dreht sie sich um und geht weg.

Die Mitarbeiterin appelliert an das explizite Gedächtnis der zeitlichen Einordnung *(»Sie sind doch eben schon damit gefahren. Vor dem Mittagessen.«)*.

Dieser Hinweis ist in der Denkweise der Mitarbeiterin verständlich und logisch, doch für die Bewohnerin könnte sie genauso gut Chinesisch reden, denn genau dieses explizite

Gedächtnis funktioniert bei ihr nicht mehr. Sie erinnert sich nicht, die zeitliche Orientierung funktioniert nicht mehr. Die Mitarbeiterin bemüht sich, der alten Frau zu helfen. Sie ist einladend, doch versucht sie es nur mit guten Argumenten: *»nicht schlimm«, »müssen damit fahren«* … Aber auf dieser Ebene erreicht sie die ängstliche Frau nicht.

Hilfreich im Alltag sind vor allem drei Reaktionen:

1. Reaktion: Die Angst ansprechen

Wie bei fast allen Gefühlen tut es gut, die Angst anzusprechen und auszusprechen. Wie schon erwähnt, verliert die geteilte Angst an Kraft und Gewalt. Oft sagen Menschen nicht, dass sie Angst haben, man sieht es aber an ihrem Verhalten, an ihrer Körpersprache, an ihren Blicken usw. Hier ist es sinnvoll, nachzufragen, ob sie ängstlich sind, und wenn dies bejaht wird, was sie ängstigt.

Der Teller mit dem fertig belegten Brot wird vor Herrn B. auf den Tisch gestellt. Er blickt unbeteiligt vor sich hin. Die Mitarbeiterin zieht den Teller näher zu ihm heran und lädt ihn mit den Worten »Lassen Sie es sich gut schmecken« zum Essen ein. Herr B. schiebt den Teller zurück. Seine Gesichtszüge wirken angespannt. Er wird unruhiger und rutscht auf dem Stuhl hin und her. Mit den Händen greift er immer wieder an die Stuhllehne, als suche er Halt. »Herr B., haben Sie keinen Hunger? Hier ist ein Brot für Sie.« Herr B. blickt die Mitarbeiterin an und dann wieder auf den Teller. »Mögen Sie das Brot nicht? Das habe ich extra für Sie gemacht.« Herr B.: »Das kann ich nicht essen. Nein, nein.« Er fängt an zu jammern. »Nein, nein, das geht nicht.« Er blickt wieder die Mitarbeiterin an, diesmal mit eher ängstlichem Blick.

»Herr B., was ist, haben Sie keinen Hunger?«
Als er nicht reagiert, versucht sie es noch einmal, indem sie fragt: »Oder ist etwas mit dem Brot? Ist etwas damit nicht richtig?«
Herrn B.s Unruhe wird stärker. Er blickt auf das Brot und sagt: »Nein, das geht nicht. Ich kann das nicht essen.« Dann schiebt er den Teller zurück.
Die Mitarbeiterin nimmt den Teller mit dem Brot weg. »Ist es so besser? Sie müssen das nicht essen.«
Herr B. entspannt sich sichtlich, die Körperspannung lässt nach und auch die Finger umklammern nicht mehr so krampfhaft die Stuhllehne.

2. Reaktion: Sicherheit und Geborgenheit vermitteln

Wer Angst hat, braucht Sicherheit, braucht Schutz, braucht Geborgenheit. Die Demenz ist eine Erkrankung, die existenziell verunsichert, die vieles im Leben durcheinanderwürfelt und dazu führt, dass viele betroffene Menschen ihren Halt verlieren. Das macht Angst. Also wirkt alles der Angst entgegen, was Halt und Sicherheit verstärkt und Geborgenheit und Vertrautheit unterstützt.

Bleiben wir bei dem Beispiel mit Herrn B. Die Mitarbeiterin stellt, nachdem er das fertig geschmierte Brot abgelehnt hat, einen leeren Teller vor ihn hin und holt alle Zutaten an den Tisch. Sie legt sie gut sichtbar hin und setzt sich neben ihn. »Herr B., es gibt nun Abendessen. Haben Sie Hunger?« Herr B. nickt. Die Mitarbeiterin hält ihm den Brotkorb hin und fragt: »Mögen Sie ein Brot?« Er schaut lange hinein, nimmt sich schließlich eine Scheibe und legt diese auf seinen Teller. Als die Mitarbeiterin ihm nun die Butter und das Messer hinhält, sagt Herr B. nur: »Mach du.« Die Mitarbeiterin schmiert daraufhin das Brot und hält ihm dann noch den Teller mit dem Aufschnitt hin. Herr B. schaut länger darauf und dann fragend die Mitarbeiterin an. Sie weiß, dass er abends gerne Käse isst. Also zeigt sie ihm diesen auf dem Teller und sagt dazu: »Herr B., Sie haben sonst doch immer so gerne Käse gegessen. Möchten Sie heute auch eine Scheibe Käse?« Da nickt er zustimmend und isst anschließend appetitvoll sein Brot.

Die Mitarbeiterin ist nicht über die Angst hinweggegangen, sondern hat sie ernst genommen.

UNSER TIPP

Ritualisieren Sie möglichst viele alltägliche Abläufe. Über den Wiedererkennungswert vermitteln Sie viel Sicherheit und damit auch Geborgenheit. Sind mehrere Personen an der Begleitung beteiligt, informieren Sie sich gegenseitig über konkrete Abläufe und helfende Interventionen. Das wird nicht immer gelingen, aber es kann helfen, das Gefühl der Angst immer mehr zu reduzieren.

Ein anderes Beispiel:

Ich betrete den Wohnbereich. Frau H. sitzt alleine in der Sitzecke. Sie rutscht unruhig im Sessel hin und her. Ich gehe zu ihr, hocke mich auf Augenhöhe und halte ihr meine Hände hin. Sie ergreift sie fest mit beiden Händen und fängt ängstlich an zu jammern: »Alle sind weg, die haben mich vergessen.«
Ich setze mich neben sie in den Sessel. Sie lässt meine Hände nicht

los und sagt ängstlich: »Alle sind weg. Die haben mich hier allein gelassen.«
Ich erwidere: »Das ist schlimm, wenn man so allein ist.«
»Ja, das ist schlimm. Ich bin so alleine. Mir ist kalt.«
Ich entgegne: »Das ist unangenehm, wenn einem kalt ist. Dann zieht die Kälte so richtig von innen hoch.«
Frau H. sieht mich an und sagt ängstlich jammernd: »Ja, da friere ich. Ich friere doch so schnell. Das verstehen die nicht. Ich friere immer!«
Ich entgegne: »Wenn mir kalt ist, dann tut mir immer eine warme Decke gut. Glauben Sie, dass Ihnen das jetzt auch helfen könnte?«
Frau H. blickt hoch. Sie hält mich immer noch mit beiden Händen fest. »Ja, eine warme Decke.« Jammernd fügt sie an: »Ich hab keine Decke mehr.«
Ich hole eine Wolldecke und halte sie Frau H. zum Fühlen hin. »Schauen Sie mal, ob die gut für Sie ist?«
Frau H. sieht mich an und nimmt die Wolldecke mit beiden Händen und sagt: »Das ist gut. Schön weich.« Ich biete ihr an, sie darin »warm einzupacken«. Sie nickt zustimmend.
Nachdem wir die Decke an allen Seiten noch fest um sie gepackt haben, frage ich: »Ist das nun besser so?«
Sie nickt und erzählt: »Das habe ich früher auch immer gemacht. Mein Mann hat darüber immer gelacht, weil der nie gefroren hat. Dann hat er mir noch eine Tasse Pfefferminztee gebracht und dann wurde mir richtig warm.«
Ich bot Frau H. daraufhin noch einen Pfefferminztee an, den sie strahlend annahm.

UNSER TIPP

Nicht immer ist es einfach, in solchen Situationen eine Idee für ein passendes Angebot zu finden. Dies umso mehr, wenn Ihr Gegenüber auf Ihre konkrete Frage danach nicht antworten kann. Fragen Sie sich, was Ihnen guttun würde, und bieten Sie dies dem Betreffenden an. Passt die erste Variante nicht, versuchen Sie es mit einer anderen. Manchmal findet sich genau so das Richtige.

Kommen wir noch einmal auf Frau M. zurück, die Angst hatte, mit dem Fahrstuhl zu fahren. Sie wollte von dem Fahrstuhl weggehen, also wäre es sinnvoll gewesen, sich mit ihr gemeinsam von dem Fahrstuhl zu entfernen und ihr zu sagen: »Sie brauchen hier nichts tun, was Ihnen Angst macht.« Vielleicht wäre es gut, an einen sicheren Ort zu gehen, an dem sie sich wohlfühlt. Nach wenigen Minuten der Sicherheit könnte dann noch ein neuer Anlauf gemacht werden: »Wollen Sie in Ihr Zimmer? Ich begleite Sie.«

3. Reaktion: Symbole gegen die Angst

Manchmal helfen Symbole gegen die Angst. Ein Talisman oder ein Amulett, ein Schutzengel oder ein kleines Angstfresserchen. Solche Symbole können auf den Nachttisch gestellt oder als Bild an die Wand gehängt werden, man kann sie mit den ängstlichen Menschen selbst erstellen oder sie ihnen schenken. Solche Symbole haben Wirkung, wenn Menschen an sie glauben. Sie wirken umso besser, wenn sie selbst gemacht sind oder von Menschen geschenkt wurden, die den Betreffenden nahe sind und denen sie vertrauen.

In einem Gruppenangebot in unserem Haus kam das Thema Angst auf.
Die Teilnehmer/innen – es waren sechs Bewohner/innen, die an unterschiedlichen Stadien der Demenz litten – erzählten Situationen, in denen sie Angst erlebt hatten. Alle kannten das Gefühl. Damit die Ängste nicht übermächtig wurden, bot die begleitende Mitarbeiterin den Teilnehmer/innen an, jede von den Einzelnen genannte Angst aufzuschreiben und die Zettel dann in eine Kiste zu packen, in eine sogenannte »Angstkiste«, in der alles gut eingepackt blieb.
Die Teilnehmer/innen nahmen dieses Angebot dankend an. Jede/r bekam die Gelegenheit und Zeit, seine Ängste zu benennen.
Nach dem Aufschreiben wurden die Zettel in die Kiste gelegt. Zum Schluss hatten die Teilnehmer/innen noch die Idee, eine Handpuppe, die Hexe, die sich auch im Raum befand, als »Bewacherin« der Ängste auf die Kiste zu setzen.

Ein anderes Beispiel:

Frau A. war neu im Haus eingezogen. Alles war ihr fremd. Durch diese existenzielle Veränderung verschlimmerte sich in der ersten Zeit ihre Orientierungslosigkeit sehr stark. Ängstlich lief sie durch die Flure und Zimmer auf der Suche nach Vertrautem. Oft verließ sie dazu auch das Haus mit dem Ziel, in eine Stadt zu kommen, in der sie aus ihrem Gefühl heraus zuletzt gewohnt hatte.
In dieser Zeit nahm sie an einem fortlaufenden Gruppenangebot im Haus teil. Meistens wurden von mir als Ausgangspunkt der Gruppenstunde Märchen oder Geschichten erzählt. Während der Adventszeit erzählte ich die Geschichte vom »Stein der Hoffnung« als Begleiter in der Not. Darüber entstanden Gespräche, was dem Einzelnen in der Not und auch Angst auf seinem Weg Hoffnung und Kraft gegeben hatte. So auch bei Frau A. Sie hörte aufmerk-

sam zu, was die anderen erzählten. Als ich die Teilnehmer/innen einlud, sich ihren eigenen »Stein der Hoffnung« zu gestalten – ich hatte dazu verschiedene Steine zur Auswahl mitgebracht –, wählte auch Frau A. sorgsam ihren aus. Sie betrachtete ihn von allen Seiten. »Gefällt er Ihnen?«

»Oh ja, der ist schwer, aber schön. Der fühlt sich gut an.«

Sie fühlte den Rillen nach und schaute mich bei den glatten Stellen strahlend an. Als sie wieder an eine Rille kam und darüberstrich, blickte sie nachdenklich. Sie strich immer wieder darüber. »Hier ist es nicht glatt. So rau und rissig.« Ich griff die Geschichte auf. »Ja, wie in der Geschichte. Im Leben ist nicht immer alles so glatt. Manches ist rau und schwer.« Sie nickte zustimmend und strich dabei immer wieder über den Stein und sagte: »Oh ja, das ist richtig.« Sie sah mich an. Ich äußerte: »Sie hatten es in Ihrem Leben auch nicht immer leicht.«

»Oh ja, das ist nicht so einfach, wenn man nicht weiß, wie es weitergeht.«

Ich bezog die anderen Teilnehmer/innen in das Gespräch ein, da alle so etwas kannten. Einige erzählten, was ihnen die Angst und Hoffnungslosigkeit nimmt, ihnen Mut macht und wieder Hoffnung gibt. Ich griff dies bei Frau A. auf. »Was hat Ihnen geholfen, wenn Sie Angst hatten?«

Frau A.: »Ich war stark. Immer stark.«

Eine Teilnehmerin neben ihr sagte: »Mir hat der Glaube geholfen.« Frau A. nickte zustimmend. »Ja, der Glaube, der und die Liebe.«

In der weiteren Gruppenstunde wurde der Stein gestaltet. Bei Frau A. bekam er die Aufschrift: »Glaube, Liebe und Hoffnung.« Nach der Gestaltung wurde dieser Stein ein fester Bestandteil ihres Lebens und stolz wählte sie schließlich einen würdigenden Platz für ihn in ihrem Zimmer.

Dieser Stein stärkte die Vertrautheit mit ihrem Zimmer und wurde zum Symbol dessen, woran sie sich »festhalten« konnte, wenn sie die Unsicherheit »überkam«, wie sie sagte.

Das Schuldgefühl

Manche Menschen mit Demenz leiden unter Schuldgefühlen. Bei einigen fußt dieses auf Ereignissen, bei denen sie sich offensichtlich schuldig gemacht haben, bei anderen ist es grundlos. Manche Menschen haben Schuld auf sich geladen: Vielleicht haben sie andere verletzt oder ihnen Gewalt angetan, sie im Stich gelassen oder Taten begangen, die nach ihren und zumeist auch den allgemeinen menschlichen Maßstäben unangebracht waren und andere Menschen geschädigt haben. Die meisten Menschen fühlen sich dann schuldig. Doch es gibt Ausnahmen: Täter, die verroht sind und kein Mitgefühl mehr empfinden. Diese Menschen empfinden keine Schuldgefühle. Andere aber müssen lange mit ihren Schuldgefühlen leben. Sie verdrängen sie oft, schieben sie von sich weg, überdecken sie durch Arbeit und andere Alltagsaktivitäten. Eine demenzielle Erkrankung hat oft zur Folge, dass dieses Verdecken, Verdrängen, Wegschieben oft nicht mehr gelingt, dass die Barrieren brüchig werden und die Schuldgefühle kraftvoll hervortreten.

Frau S. lebte in einem Altenheim. Mit beginnender Demenz zog sie sich immer mehr zurück und wirkte immer stiller. Doch plötzlich begannen lange Perioden von Unruhe, die immer heftiger wurden. Sie lief auf und ab und sagte fortwährend: »Wer weiß, wie es ihr geht!?« Wenn wir fragten, wer denn gemeint sei, begann sie zu weinen, unterbrochen von Rufen: »Ich muss sie suchen!«

»Wen?« »Eva natürlich!« Und wieder lief sie los.
Nichts half, sie zu beruhigen. Durch einen Zufall erzählte eine Angehörige einer Mitarbeiterin, dass Frau S. ihre Tochter nach der Geburt zur Adoption weggegeben hatte. Nun war klar, dass sich Frau S. schuldig fühlte und dass sie ihre Tochter zu suchen begann.

Wenn solche Menschen ihre Schuldgefühle in Worten, in Unruhe oder in selbstschädigenden Handlungen äußern, dann hilft das Beruhigen gar nichts: »Es war doch nicht so schlimm.« Für die Menschen, die sich schuldig gemacht haben, und wahrscheinlich auch für diejenigen, die darunter gelitten haben, war es schlimm. Das Geschehen mag noch so lange her sein, das Erleben ist zeitlos, Schuldgefühle verjähren nicht. Hilfreicher und im Ergebnis auch beruhigender ist es, die Schuld annehmend anzusprechen, zum Beispiel: »Ja, Sie fühlen sich schuldig. Ja, wahrscheinlich haben Sie Schuld auf sich geladen.« Nur dann fühlen sich die Betreffenden verstanden und ernst genommen.

Wenn Frau S. durch die Flure und Gärten lief, um ihre Tochter zu suchen, begleitete ich sie.
Ich sagte: »Dass Sie Ihre Tochter weggegeben haben, ist sicherlich schlimm für Sie. Wahrscheinlich fühlen Sie sich schuldig. Ob Sie wirklich Schuld tragen, weiß ich nicht. Vielleicht hätte es eine andere Lösung gegeben, vielleicht auch nicht.«
Frau S. war stehen geblieben und schaute mich mit großen Augen aufmerksam an.
Ich fuhr fort: »Wahrscheinlich konnten Sie nicht anders. Oder was meinen Sie?«
Frau S. nickte. »Ich konnte nicht anders«, sagte sie plötzlich sehr klar und sehr ernsthaft, »doch es war nicht gut.«

»Nein, es war nicht gut«, wiederholte sie und setzte ihren Weg fort. Viel ruhiger, weniger getrieben.
Ähnliche Dialoge wiederholten sich …

Der Weg, mit Schuld umzugehen, führt über das Entschulden. Wieder etwas gutzumachen an Menschen, an denen man schuldig geworden ist oder vielleicht auch an anderen Menschen, die Gutes und gütige Hilfe benötigen, ist tätige Reue. Wenn dies noch möglich ist, sollte ein solches Verhalten unterstützt werden. Oder man kann den Blick darauf lenken, was eine Frau, die ihr Kind – wie sie meint, leichtfertig – zur Adoption freigegeben hat, in ihrem späteren Leben für andere Kinder Gutes getan hat. Unterstützend wirkt es immer, gemeinsam nach einem Weg der Verzeihung zu suchen, nach einem Weg des Entschuldens. Oft führt dieser Weg bei alten Menschen darüber, die Angelegenheit in die Hand höherer Mächte zu legen und Trost und Vergebung im Glauben und im Gebet zu finden.

UNSER TIPP

Auch Menschen, die in ihrem Leben eher weniger Bezug zum Glauben hatten, finden oftmals im Alter darin einen neuen Weg für sich. Greifen Sie in Begleitungen daher diese Möglichkeit immer mal wieder mit auf. Sei es über das gemeinsame laute oder stille Gebet, Unterstützung bei Kirchenbesuchen oder Vermittlung zu Seelsorgern.

Die zweite Art von Schuldgefühlen ist für die Menschen, die sich schuldig fühlen, ebenfalls in ihrem eigenen Erleben berechtigt und begründet. Doch denjenigen, denen gegenüber die Menschen sich schuldig fühlen, erscheinen sie irreal und grundlos. Oft beziehen sich die Schuldgefühle darauf, dass Menschen mit Demenz anderen »zur Last fallen«. So wie es auch unter den Demenzerkrankten herrische Menschen gibt, die Dienstleistungen anderer einfordern und obendrein an ihnen herummäkeln, so gibt es viele, die sich nur schwer helfen lassen können, die es nicht gewohnt sind, unterstützt oder »bedient« zu werden.

Frau P. ging mir und vielen anderen schon ein wenig auf die Nerven. Immer wenn ich sie in ihrer Wohnung besuchte, entschuldigte sie sich. Sie entschuldigte sich, dass ich zu ihr kommen müsste, dass sie nicht mehr so gut gehen könne, dass sie Pflegeunterstützung brauchte, dass sie mir kein Weihnachtsgeschenk kaufen konnte usw. Sie entschuldigte sich immerzu. Mit der beginnenden Demenz nahm das Entschuldigen noch zu. Mit einem Unterschied: Sie vergaß manchmal, wofür sie sich entschuldigen wollte. Doch das Entschuldigen vergaß sie nie.

Quellen solcher Schuldgefühle können darin bestehen, dass Menschen wie Frau P. in ihrer Biografie oft verantwortlich für die Schwierigkeiten oder gar die schuldhaften Taten anderer gemacht wurden. »Du bist schuld, dass der Vater weg ist«, oder: »Seit du auf der Welt bist, bin ich krank« – wer solche Sätze lange Zeit gehört hat, dem prägen sie sich ein, ja sie werden zu einem Teil der eigenen »Natur«. Werden diese Menschen dann unterstützungsbedürftig und brauchen sie durch das Voranschreiten der Demenz mehr Hilfe, treten diese Schuldgefühle zutage und führen dazu, dass Begleitung und andere Hilfe oft abgewehrt werden. Solche Menschen fühlen sich oft so, als seien sie es nicht wert, dass sie beachtet und unterstützt werden, und damit sind wir bei der zweiten Quelle dieser Schuldgefühle: Ihre innere Selbstwertschätzung ist gering, zu gering.

»Ich bin es doch gar nicht wert, dass man mir hilft«, sagt eine Frau jedes Mal erstaunt und leicht fragend, wenn sie von der ambulanten Pflegerin in ihrer Wohnung aufgesucht wird.

An der Wertschätzung der sich schuldig fühlenden Menschen anzusetzen ist der erfolgversprechendste Weg, mit diesem Gefühl lindernd umzugehen und es letzten Endes zu verwandeln. Dadurch, dass begleitende Menschen, ob Verwandte oder Professionelle, der an Demenz erkrankten Person Wertschätzung zusprechen, kann die Selbstwertschätzung wachsen (siehe Kapitel 7). Und in dem Maße, in dem die Selbstwertschätzung zunimmt, wird den unbegründeten Schuldgefühlen das Wasser abgegraben.

UNSER TIPP

Stärken Sie den Selbstwert, indem Sie immer wieder eine eigene Entscheidung erfragen, auch wenn Sie die Antwort vielleicht schon kennen. Beispielsweise mit konkreten Fragen, ob etwas gefällt (eine bestimmte Farbe, Blume, Dekoration, ein Duft etc.) oder was jemand mag (einen Pfefferminztee, Kaffee, Saft etc.).

Die Trauer

Älter zu werden ist ein Prozess des Loslassens. Loslassen müssen – das gilt für alle Menschen. Wir verlieren Angehörige, Kinder werden groß und ziehen in andere Wohnungen oder Städte, die eine oder andere Fähigkeit schwindet durch Alter oder durch Krankheit. Manche Träume gehen nicht in Erfüllung, manches Ersehnte wird nicht erreicht – wir Menschen müssen loslassen, ob wir wollen oder nicht.

Das Gefühl des Loslassens ist die Trauer. Trauer begleitet unser Loslassen und ist deswegen ein nützliches und sinnvolles Gefühl. In der Demenz müssen die Betreffenden noch mehr loslassen, als das Älterwerden ohnehin schon mit sich bringt. Die Erkrankung reduziert die Fähigkeit der betroffenen Menschen, sich in der Welt und in sich zurechtzufinden. Sie verlieren viele ihrer Fähigkeiten, sie verlieren oft ihr Zuhause, sie verlieren Bewegungsfreiheit, sie verlieren vieles, was vorher selbstverständlich war. Also verstärken sich, mehr als bei anderen Menschen im Alterungsprozess, der Anlass zu trauern und die Intensität der Trauer. Diese Trauer äußert sich selten darin, dass Menschen mit Demenz sagen: »Ich bin traurig«, sondern zeigt sich in versteckten Formen.

Frau M. erzählt schimpfend einer anderen Frau: »Alles muss ich alleine machen. Bei nichts wird mir geholfen. Morgens komme ich immer als Letzte dran und dann haben sie keine Zeit mehr …« Während sie erzählt, steigert sie sich immer weiter in ihren Ärger hinein. »Ich hab immer so viel alleine gemacht. Jetzt, wo man mal jemanden braucht, ist keiner mehr da. Für mich sind die nie da.« Dann beginnt sie zu weinen. Und damit kommt das Gefühl zum Vorschein, das sich hinter ihrem Schimpfen verborgen hat, ihre Traurigkeit darüber, dass »keiner mehr da« ist, keiner von den Menschen, die sie liebte und denen sie vertraute.

In vielen Familien und in vielen Institutionen der Altenhilfe oder des Gesundheitswesens wird die Trauer nicht gern gesehen. Kaum dass eine Träne fließen kann, steht schon die Packung Taschentücher bereit und fallen Sätze wie »Sie brauchen doch nicht traurig zu sein, hier ist doch alles schön«.

Frau L. jammert vor sich hin: »Ich bin so allein. Kommt denn keiner mal zu mir?«
Eine Mitarbeiterin geht auf sie zu. Frau L. fängt an zu weinen. »Ich bin so allein. Nehmen Sie mich mit. Was soll ich denn jetzt tun?« Die Mitarbeiterin kennt Frau L. schon lange. Sie nimmt sie tröstend in den Arm und sagt: »Sie sind doch nicht allein, sehen Sie mal all die anderen. Setzen Sie sich doch zu denen.«
Frau L. beruhigt sich nicht und weint weiter. Die Mitarbeiterin fährt fort: »Sie brauchen doch nicht zu weinen. Gleich kommt Ihr Sohn. Dann sind Sie nicht mehr allein.«
Frau L.: »Ja wirklich?« »Ja, gleich kommt er. Jetzt brauchen Sie nicht mehr zu weinen.« Dann geht die Mitarbeiterin weiter.
Frau L. schaut hinterher und weint leise weiter vor sich hin.

Die wohlgemerkt wohlmeinende Mitarbeiterin reagiert so, wie wir das bestimmt alle von uns kennen: Wir beziehen Aussagen wie »Ich bin so allein« unbedacht eher auf äußere Gegebenheiten, auf das anscheinend Objektive, als auf das Innenleben von Menschen, auf den gefühlmäßigen Gehalt der Worte.

Wir meinen: Jeder Mensch hat ein Recht auf seine Trauer und darauf, dass sie auch ohne ersichtlichen und nachvollziehbaren Grund Raum greifen darf. Trauern erleichtert das Loslassen. An Demenz zu erkranken ist traurig und deswegen ist Trauern grundsätzlich legitim und notwendig. Mit jeder Träne fließt ein Stück des Leides aus der Seele.

Ich treffe Frau A. im Eingangsbereich. Sie kommt vom Abendessen und findet offensichtlich nicht den Weg zurück in ihr Zimmer. Ich biete ihr an mitzugehen. Dankbar hakt sie sich bei mir ein. Als wir auf ihrem Zimmer sind, sagt sie. »Das ist schlimm.« Sie blickt mich traurig an. Ich frage sie: »Was ist schlimm?«
»Ja, all das hier. Ich weiß nicht. Warum macht sie das?«

Frau A. ist erst seit Kurzem bei uns. Sie hat sich noch nicht eingelebt. Ich weiß, dass heute ihre Tochter da war. Ich biete Frau A. an, dass wir uns setzen. Kaum dass wir auf der Bettkante sitzen, fängt sie an zu weinen. »Ich hab doch immer alles für sie getan. Warum macht sie das?«
Ich antworte: »Das tut weh, wenn man das Gefühl hat, so enttäuscht zu werden.«
Frau A. blickt mich an. »Das glauben Sie ja gar nicht, und wie!« Sie weint. »Ich war immer für sie da und nun das hier. Jetzt hat sie mich hierher abgeschoben.«
Ich setze mich ein wenig näher zu Frau A., weil ich das Gefühl habe, sie sucht die körperliche Nähe. Sie lehnt sich an mich. »Ich hab immer alles für sie getan. Alles.« Frau A. sieht mich wieder an und weint. Ich äußere: »Das ist schwer für Sie, das jetzt so zu erleben.« Frau A. nickt, lehnt den Kopf an meine Schulter und weint.

Viele Menschen, die an Demenz Erkrankte betreuen, scheuen deren Traurigkeit, weil sie Angst haben, dass diese dann womöglich nicht mehr aufhört. Auch kann es sein, dass ihnen das eigene Trauern nie erlaubt war, es sogar weggeschwiegen oder verboten wurde. Vielleicht haben sie sich selbst in ihrem Leben zu wenig Raum für die eigene Trauer gegeben und haben das Trauern verlernt. Die Trauer anderer zu erleben lässt in uns oft ein Gefühl der Hilflosigkeit lebendig werden und eine Angst aufkommen, mit der eigenen Trauer konfrontiert zu werden. Sätze wie »Weinen ist nicht kompetent« oder »Ich muss jetzt für uns beide stark sein« fallen häufiger, um die Trauer abzuwehren. Doch gerade die Begleitung von Menschen mit Demenz beinhaltet für alle einen Prozess des Loslassens, der auch traurige Gefühle hervorruft. Die Mutter zu verlieren oder vom eigenen Vater oder Partner nicht mehr erkannt zu werden, ist traurig. Der Mensch, den man kannte und liebte und mit dem man zusammenlebte, geht fort, verschwindet immer mehr und wird immer unerreichbarer. Dieser oft langsam und quälend voranschreitende Prozess des Loslassens ist eben auch ein Prozess des Trauerns. Diese Trauer braucht Raum und Platz.

Mit einer gehörigen Portion Wut erzählt die Angehörige: »Ich wollte lange nicht wahrhaben, dass mein Mann an Alzheimer erkrankt ist. Ich glaube, ich will es immer noch nicht. Es macht mich so wütend. Haben wir nicht schon genug erlebt? … Ich kann es nicht haben, wenn er dann so vor mir steht und mich auch noch traurig anguckt. Das muss er doch noch können. Er hat sich extra einen Zettel gemacht und doch bringt er es wieder falsch. Das macht mich verrückt. Das ist doch nicht so schwer. Dann guckt er mich nur traurig an und steht immer hinter mir.« Dann fährt sie mit trauriger Stimme fort: »Ich bin doch nun eigentlich auch so was wie ein Single. Ich habe doch keinen Mann mehr, mit dem ich reden kann. Ich habe keinen Gesprächspartner mehr. Ich habe Angst vor dem, was kommt.«

Demenz und die Trauer der an Demenz erkrankten Menschen mobilisiert die Trauer der Angehörigen und der professionell Pflegenden. Diese Trauer ist nicht etwa »unprofessionell« oder eine Last für die Erkrankten, sondern eine Chance.

Raum für die Trauer – das bedeutet vor allem, dass die Trauer geteilt werden kann. Wer nur einsam und im stillen Kämmerlein trauert, bei dem löst sich die Trauer nicht, sondern sie fräst sich ein, sodass der trauernde Mensch das Gefühl hat, in ihr unterzugehen. Eine Folge kann darin bestehen, dass Menschen in der Trauer gefangen bleiben oder dass sie versuchen, sie gewaltsam zu verdrängen. Trauer braucht Solidarität, braucht Mitteilen, braucht tätige Akzeptanz anderer.

Und Trauern braucht Rituale und Symbole, vielleicht Erinnerungsstücke an das, was verloren gegangen ist und losgelassen werden muss.

Eine Angehörige erzählt: »Durch die Alzheimererkrankung meines Mannes haben wir in einer Art und Weise wieder zueinandergefunden, die ich so intensiv schon lange nicht mehr erlebt habe. Es gibt jetzt Momente, die möchte ich nicht mehr missen, so lebendig und würdevoll erlebe ich sie. Wir beide tanzen jetzt wieder miteinander, wenn der Augenblick es verlangt. Wir leben es einfach aus, ungefragt, ob andere es als passend erleben oder womöglich bewerten.«

Oft helfen Möglichkeiten des Trauerausdrucks, die über das Wort hinausgehen:

In den Gesprächen mit Frau S. war es mittlerweile schon zum Ritual geworden, dass sie zum Schluss ein Musikinstrument nahm. Durch die Krankheit bedingt fehlte ihr oft die Sprache als Ausdrucksmittel. Diesmal nahm sie die Trommel. Sie war wütend und traurig angesichts ihrer Situation und all ihrer gesundheitlichen Einschränkungen. Ich lud sie ein, mit jedem Schlag die Wut und Trauer ein wenig mehr herauszulassen. Anfangs kamen ihre Schläge zaghaft mit viel Scham. Daraufhin nahm ich mir dann auch eine Trommel. Ich griff ihre zaghaften Klänge auf und lud sie spielerisch ein, auch einmal fester zuzuschlagen. Nach einer Weile griff sie mein Angebot auf und ihre Schläge wurden immer fester bis hin zu einem wahren Trommelwirbel, der viel der gesammelten Wut und Anspannung herausließ. Als sie sich erschöpft zurücklehnte, fing sie an zu schluchzen, der ganze Körper bebte, und schließlich flossen viele der angestauten Tränen der letzten Monate. Als das Schluchzen nachließ, atmete sie tief durch und nickte. Auf meine Frage, ob das gutgetan habe, kam wieder ein tiefes Durchatmen und sie strahlte mich an. Beim nächsten Treffen wählte sie schon zu Beginn gezielt die Trommel aus und auch ich nahm mir ein Instrument. Nachdem sie sich anfangs wieder »einen befreienden Trommelwirbel« gegönnt und mich dabei angestrahlt hatte, nutzte sie das Instrument weiter und bot mir Klänge an, sodass wir dann abwechselnd in eine spielerische Klangkommunikation übergingen.

Wenn Menschen trauern und loslassen, verlieren sie etwas und gleichzeitig können sie immer etwas behalten oder wiedergewinnen: eine Erinnerung, eine Gewissheit, ein gemeinsames Erleben mit einer Person, Gegenstände und Weisheiten, Erfahrungen und Kompetenzen, die trotz des Verlustes zurückbleiben.

Wenn mir bei meinen Besuchen bei Frau B. in den Gesprächen etwas auffällt, was sie kann, dann lade ich sie ein, dass wir es aufschreiben in ihr »Schatzbuch«. Das ist schon fast zum Ritual geworden. Gerade auch, wenn sie sich nicht gut fühlt und traurig ist, holen wir das Schatzbuch hervor. In ihm stehen all die Schätze – Ressourcen und Fähigkeiten –, über die Frau B. verfügt. Ich habe ihr mehrere leere Bücher zur Auswahl mitgebracht und sie hat sich sorgsam eines ausgesucht, das ihr besonders gut gefiel. Für dieses Schatzbuch haben wir einen besonderen Platz im Zimmer gewählt. Auf der ersten Seite steht ein Spruch, der ihr ganz wichtig ist. Ich glaube, für sie ist er so etwas wie ein »Mutmachsatz«: »Und wenn du glaubst, es geht nicht mehr, dann kommt von irgendwo ein Lichtlein her.«

Wenn Menschen sich der Trauer stellen und den Schmerz des Loslassens zulassen, können sie leichter zulassen, was im gegenwärtigen Moment noch möglich ist:

Eine Angehörige erzählt: »Ich möchte jetzt noch mit ihm wegfahren. Solange das noch geht. Als wir letztens die Fahrradtour gemacht haben, da war er so glücklich. Fahrrad fahren, das geht sehr gut. Ich will das jetzt noch mit ihm genießen.«

UNSER TIPP

Erlauben Sie sich gerade auch als professionell Begleitender, wenn die Traurigkeit Ihres Gegenüber Sie sehr berührt, auch mal mitweinen zu dürfen. Das schwächt nicht Ihre Kompetenz. Gemeinsam zu weinen kann auch Ihr Gegenüber wieder stärken. Sollten über diese Empathie eigene biografische Erlebnisse belastend in den Vordergrund rücken, sorgen Sie für sich, beispielsweise über kollegiale Gespräche.

Die Geborgenheit

Je unsicherer und bedrohter sich Menschen fühlen, desto wichtiger sind ihnen Vertrautes und Geborgenes. Verlieren sie ihre Geborgenheit oder wird sie bedroht, hat dies Folgen für die psychosoziale Stabilität.

Nach dem Einzug von Frau A. verschlimmerte sich ihre Unruhe. Sie lief suchend die Flure entlang. Da ihr in dem Haus nichts vertraut war, machte sie sich auf den Weg. Schnell fand sie den Weg nach draußen. Ihr fiel eine Adresse ein, zu der sie hinwollte: zur Fasanenstraße. Ein Ort, an dem sie vor Jahren einmal gelebt hatte. Für Frau A. war es der Anknüpfungspunkt an Vertrautes und Bekanntes und das damit verbundene Gefühl, zu Hause zu sein. Sie lief los und fragte alle Menschen, die sie traf: »Wo geht's denn hier zur Fasanenstraße? Können Sie mir den Weg zeigen?«

Das Weglaufen vieler demenzkranker alter Menschen – da sind wir sicher – ist kein Weglaufen, sondern ein Hinlaufen, ist Ausdruck der Suche nach Vertrautheit und Geborgenheit.

Oft führt der Verlust der Geborgenheit zu Unruhe.

Herr B. zog nachmittags ein. Er wurde von seiner Tochter gebracht. Als diese sich verabschiedete, ging er immer wieder unruhig zur Tür. Die Mitarbeiterin nahm Herrn B. mit in die Wohnküche und brachte ihn an seinen neuen Platz. Das Abendessen wurde zubereitet. Herr B. stand immer wieder auf. Die Tochter hatte erzählt, dass Herr B. noch selbstständig essen würde. Als er gefragt wurde, was er essen möchte, kam keine Reaktion. Er blickte die Mitarbeiterin nur ängstlich und unsicher an. Dann stand er wieder auf und ging sich suchend umblickend hinaus. Auch nachts setzte sich diese Unruhe fort. Herr B. wurde von den Nachtwachen immer wieder auf dem Flur umherirrend angetroffen.

Solche Beobachtungen sind zahlreich. Die Schlussfolgerung muss lauten, dass jeder Verlust der Geborgenheit für die Entwicklung der Demenz förderlich ist und deshalb nach Möglichkeit vermieden werden muss. Im Umkehrschluss gilt: Je mehr Geborgenheit, desto mehr wird die Stabilität der erkrankten Menschen unterstützt.

Geborgenheit zu fördern kann im Alltag sehr vielfältige Formen haben.

Die Tochter brachte ein besticktes Kissen ihrer Mutter mit, das diese immer auf ihrem Bett liegen hatte mit der früher so typisch »eingeschlagenen Kante«. Als sie und eine Mitarbeiterin es auf das Bett legten und formgerecht an der Seite einschlugen, strahlte Frau D. und erzählte stolz. »Das war bei mir immer so, ja, so muss das sein.«

Vertraute Kleidung, vertraute Möbel, die vertraute Tasse für den Morgenkaffee oder auch eine ganz bestimmte Creme können ebenso wichtig sein wie gewohnte Klänge und Düfte usw. Wenn Menschen nicht mehr alleine leben können, müssen sie ihre Umgebung wechseln. Dies ist in jedem Fall ein Verlust von Geborgenheit und Vertrautheit. Hier gilt es, Brücken der Geborgenheit zu bauen, von Altem zu Neuem.

Frau U. zog ins Haus ein. In ihrem Zimmer standen noch Umzugskartons und Möbel in einem wirren Durcheinander. Durch die fremde Umgebung war Frau U. sowieso schon sehr durcheinander. Unruhig lief sie durch den Wohnbereich und ging plötzlich zielstrebig Richtung Ausgang. Als die Mitarbeiterin sie zurückholen wollte, sagte sie nur: »Geben Sie mir meine Papiere. Ich will nach Hause.« Die Mitarbeiterin nahm sie wieder mit hinein und zeigte ihr das neue Zimmer. Da alles noch durcheinander stand, verschlimmerte sich ihre Erregung und auch Wut kam hinzu. Sie suchte immer wieder zielstrebig nach dem Ausgang. Während sich nun eine Mitarbeiterin um Frau U. kümmerte, richteten Helfer das Zimmer wohnlich her, indem sie nicht nur die Kartons auspackten, sondern die Möbel von Frau U. mit ihren Dekorationsgegenständen schmückten. So wurde die von Frau U. selbst gehäkelte Tischdecke auf den Tisch gelegt, die eigene Wolldecke und gehäkelten Kissen fanden – wie sie es gewohnt war – ihren Platz wieder im Fernsehsessel und auch sonstige Sachen wie Bilder und ihre persönliche Pflanzensammlung wurden gut sichtbar hingestellt. Frau U. war während dieser Zeit sehr erregt und erbost und forderte bei der Mitarbeiterin bestimmend immer wieder ihre Papiere ein, da sie nach Hause wollte. Irgendwann sichtlich erschöpft, folgte sie der Mitarbeiterin in das eingerichtete Zimmer. Dort ließ sie sich erst einmal in ihren vertrauten Sessel sinken. Sie blickte sich skeptisch um. Die Mitarbeiterin nutzte die Situation, zeigte auf die Häkeldecke und sagte: »Das muss Ihnen ja unglaublich viel Arbeit gemacht haben. Zu so was hätte ich nie genug Geduld. Großartig.« Frau U. blickte darauf und erkannte offensichtlich ihr Werk. Nach einer Weile und nachdem auch noch andere persönliche Gegenstände von ihr erkannt worden waren und Brücken der Vertrautheit gebaut hatten, ließ sie sich zum Abendessen mitnehmen.

Aggressive Gefühle und ihr Subtext

Aggressive Gefühle und Handlungen sind häufige Wegbegleiter der Demenzerkrankung.

Herr A. sitzt mit anderen Bewohner/innen im Eingangsbereich des Hauses. Er schaut beobachtend dem Geschehen zu. Eine Bewohnerin läuft, leise vor sich hin murmelnd, an ihm vorbei. Herr A.: »Die schon wieder. Die glaubt, die kann alles machen.« Frau P. dreht sich zu ihm um: »Meinen Sie mich? Was wollen Sie denn?« Herr A. entgegnet laut: »Du weißt doch, dass ich dich meine. Du hast immer was.«

Frau P. dreht sich weg und fängt an zu schimpfen: »Mein Gott, ich hab doch nichts gemacht. Ich wollte doch nur helfen.« Sie schimpft im Weggehen ärgerlich weiter.

Herr A. ruft, immer lauter werdend, hinter ihr her: »Ja du, ich weiß genau, was da läuft. Ich lass mir das nicht bieten.« Mit einer abfälligen Handbewegung winkt er hinter ihr her. Er blickt seine Nachbarin an und sagt laut schimpfend: »Nicht mit mir.

Als der da vor mir stand, hab ich auch gesagt, das machst du nicht noch einmal mit mir. Dem hab ich eine rübergezogen und dann war Schluss.«

Hier scheint sich aktueller Ärger (über Frau P.) mit altem Ärger (über den, der »da vor mir stand«) zu vermischen. Wie auch immer, Aggressionen sind unter demenzkranken Menschen häufig und sie können verschiedene Quellen haben. Diese Quellen zu unterscheiden ist notwendig, um differenziert darauf reagieren zu können.

Eine erste Quelle der Aggressivität ist die Krankheit selbst. Mit dem Schicksal dieser Erkrankung »geschlagen« zu sein kann dazu führen, dass Menschen aus Zorn über das Schicksal um sich schlagen. Sie hadern mit dem, was ihnen widerfährt, und streuen diesen Zorn in die Welt hinein. Diejenigen, die sie pflegen oder helfend begleiten, bekommen diesen Zorn ab. Sich Gewalttätigkeit zu verbitten ist dann selbstverständlich. Genauso wichtig ist aber, das, was hinter diesem Zorn steht, aufzugreifen und zu thematisieren.

Herr G. beschimpft laut die Vorbeikommenden. Als eine Mitarbeiterin ihn anspricht, wird er immer lauter: »Das ist doch wahr. Ich will mich beschweren. Das, was die uns da vorsetzen, ist der letzte Fraß. Nicht mit mir.« Die Mitarbeiterin geht auf ihn ein: »Sie haben schon so viel mitmachen müssen. Das war sicher nicht immer leicht für Sie.« Herr G. antwortet noch immer sehr aufgebracht und laut: »Natürlich nicht. Hungern haben die uns lassen. Wir haben nichts zu fressen gekriegt.« Die Mitarbeiterin zeigt Herrn G. weiterhin mit ihren Worten, dass sie ihn hört, seine Not mitbekommt. Im Laufe des Gesprächs wird die Stimme von Herrn G. immer leiser. Tränen treten ihm in die Augen. Sein Körper scheint immer mehr in sich zusammenzusacken. Die Mitarbeiterin greift dies mit Worten auf: »Herr G., Sie haben sicher schon so viel gesehen und erlebt. Immer viel kämpfen müssen. Das war bestimmt schlimm für Sie und jetzt müssen Sie hier leben.« Herr G. nickt nur immer wieder und fängt an, schluchzend zu weinen.

Es ist wichtig, das Hadern mit dem Schicksal und oft auch mit dem Sinn des weiteren Lebens zum Thema zu machen und anzusprechen. An der Erkrankung können die Betroffenen nichts ändern, wohl aber daran, ob und wie sie diese annehmen und wie sie mit der Krankheit und trotz der Erkrankung leben. Gelingt es, mit den Erkrankten in der Frühphase der Erkrankung darüber ins Gespräch zu kommen, tritt oft die Trauer auf den Plan und damit das Loslassen von all dem, was nicht mehr geht, Trauer auch um die Träume von der Art des Altwerdens, die sich so nicht mehr erfüllen. Der Aggressivität wird damit der Boden entzogen.

UNSER TIPP

Wenn die demenziell erkrankten Menschen nicht von sich aus ihre Traurigkeit mitteilen können, Sie diese aber spüren, dann sprechen Sie über das, was sie traurig macht. Oder finden Sie auf andere Weise Worte für die Trauer, die »in der Luft« liegt, beispielsweise über allgemeine Sätze wie: »Manchmal ist einem so richtig traurig ums Herz. Mir hilft es dann, wenn ich auch mal weine.« Fragen Sie nach, was Ihrem Gegenüber dann guttäte.

Eine zweite Quelle der Aggressivität kann darin bestehen, dass Menschen »von Haus aus« aggressiv sind und während der Demenz auch bleiben. Wer sein Leben lang seine Umwelt beschimpft hat, wird dies auch in der Demenz tun. Hier ist wesentlich, Respekt zu verlangen, Grenzen aufzuzeigen und Spielregeln praktisch durchzusetzen. Dies wird weniger über Einsicht und Verständnis gelingen als durch eindeutiges Verhalten.

Frau F. steht im Fahrstuhl mit einer Mitarbeiterin. Mit provokanter und lauter Stimme sagt sie: »Was bist du denn für eine? Dass die so was hier rumlaufen lassen. Hast du nichts zu tun?! Dir sollte man mal arbeiten beibringen. Nun mach mal.« Die Mitarbeiterin dreht sich zu ihr hin und erwidert in einem ruhigen, aber sehr bestimmten Ton: »Frau F., nicht in diesem verachtungsvollen Ton. Ich helfe Ihnen gerne, aber Sie reden vernünftig mit mir.« Frau F. blickt sie erstaunt an. Die Mitarbeiterin wiederholt: »Wenn Sie etwas möchten, können Sie es sagen, aber in einem vernünftigen Ton.«

Eine dritte Quelle der Aggressivität ist die hohe Erregung, an der viele Menschen mit Demenz leiden. Wenn ein alter Mann »gespannt« ist »wie ein Flitzebogen«, dann kann der Pfeil des Bogens schon bei einer leisen Berührung oder einem nichtigen Anlass losfliegen und einen Menschen treffen, der gar nicht weiß, wieso ihm so geschieht.

Herr T. sitzt am Tisch. Da er sehr schlecht sieht, ist es schwierig für ihn, zu essen. Vieles fällt ihm herunter. Andere Bewohner/innen weisen ihn zurecht: »Wie isst du denn. Pass doch auf.« Herr T. wirkt immer angespannter. Sein Gesichtsausdruck ist verbissen. Der Unterkiefer schiebt sich vor, er blickt mit zusammengekniffenen Augen. Plötzlich steht er vom Stuhl auf, so als ob er beabsichtigt wegzugehen. Abrupt dreht er sich um, nimmt seinen

Stuhl und hebt ihn hoch, um ihn gegen die anderen Bewohner/innen zu werfen. Eine Mitarbeiterin kann gerade noch den Stuhl abfangen. Herr T. steht irritiert da und wirkt wie erstarrt. Man hat den Eindruck, dass ihm gar nicht bewusst ist, was da gerade passiert ist.

Hier ist es notwendig, die Quellen der hohen Erregung zu reduzieren und immer wieder einen gezielten Abbau zu ermöglichen: Geborgenheit und Vertrautheit vermitteln und sichern und Bewegung und Entlastung ermöglichen durch gezielte Spaziergänge oder die Mitnahme auf ohnehin zu erledigenden Wegen.

UNSER TIPP

Oft können auch Musik und Gesang hilfreich sein. Aus »voller Kehle« ein Lied zu singen und dabei die Arme mitschwingen oder die Füße stampfen zu lassen ist ein Ventil für all die Anspannungen. Alltägliche Tätigkeiten, wie gezielt und kraftvoll das Handtuch während der Körperpflege zu wringen oder eine Decke, während sie zusammengelegt wird, so zu ziehen wie früher bei der Mangelwäsche, können ebenfalls einen Abbau der Erregung unterstützen.

Erstrebenswert ist es natürlich, Situationen, die die Erregung eines Menschen ansteigen lassen, bereits im Vorfeld vermeiden zu helfen. Das erfordert ein wenig Pioniergeist, Bereitschaft zum Ausprobieren, um zum Beispiel Beschämungssituationen als Quelle der Aggression und hohen Erregung, wie sie Herr T. erleben musste, auf das Unabänderliche einzugrenzen.

Die vierte Quelle, die der ersten sehr verwandt ist, ist die Hilflosigkeit. Wenn Menschen hilflos sind und nicht weiterwissen, wenn sie überfordert sind, dann fühlen sie sich oft so, als könnten sie »aus der Haut fahren«. Manche schlagen dann um sich – in Worten oder Taten – und machen diejenigen, die gerade zur Stelle sind, für ihren Zustand verantwortlich. Hier ist wichtig zu wissen, dass die Betroffenen gar nicht als Objekte der Aggressivität »persönlich« gemeint sind, sondern dass diese Aggressivität Ausdruck von Hilflosigkeit ist. Diese gilt es zu reduzieren, um der Aggressivität das Wasser abzugraben.

Frau J. sitzt am Tisch. Vor ihr steht der Teller mit dem Mittagessen. Trotz mehrmaliger Aufforderung einer begleitenden Mitarbeiterin, die gerade mit einer anderen Tätigkeit beschäftigt ist, doch mit dem Essen zu beginnen, starrt sie nur auf den Teller. Die Angehörige eines anderen Bewohners geht, ins Zimmer kommend, an ihr vorbei. Frau J. schaut hoch und fängt an zu schimpfen. Dann schiebt sie mit einer heftigen Bewegung den Teller von sich, sodass Gläser, die in der Nähe stehen, umfallen. Sie guckt die Angehörige empört an und schimpft laut mit unverständlichen Worten. Dabei schlägt sie mit der Hand immer wieder auf den Tisch.

Wir bezeichnen das, was hinter den Gefühlsäußerungen und hinter dem Verhalten von Menschen, unter der »Oberfläche«, unter dem oberflächlich gezeigten emotionalen Verhalten liegt, als »Subtext«. In der Begleitung an Demenz erkrankter Menschen ist es besonders bedeutsam, den Subtext ihres verstörenden Verhaltens zu entschlüsseln. Der Subtext des aggressiven Verhaltens von Frau J. war wahrscheinlich ihre Hilflosigkeit, weil sie nicht in der Lage war, ihre Mahlzeit zu sich zu nehmen.

Der emotionale Subtext ist für die Betreffenden zumeist verborgen, kann aber für andere Menschen zugänglich werden, wenn diese auf die Untertöne hören, die sie wahrnehmen. Sie kennen das bestimmt auch aus dem Alltag: Sie hören vielleicht am Nachbartisch eines Cafés das Gespräch zweier Menschen, die über die Ordnung im gemeinsamen Haushalt streiten. Sie spüren, wie Sie beim Zuhören vielleicht zunächst immer genervter, dann immer trauriger werden. Auf der Sachebene mag es dem Paar um die Regelung des Putzens und Aufräumens gehen, darunter jedoch liegt hier höchstwahrscheinlich die Traurigkeit, sich vom jeweils anderen alleingelassen zu fühlen. Das, was Sie in Ihrer Resonanz spüren, ist der Subtext in diesem Gespräch. Mit Subtexten sind Gefühle, Stimmungen, Beziehungen und Beziehungsqualitäten gemeint, die unterhalb der Worte, unterhalb des Gesagten und oft auch unterhalb des Getanen liegen. Sie beinhalten zumeist die Gefühle und Themen, um die es eigentlich geht. Da Menschen mit Demenz sich nur noch reduziert und oft auch verbal nur verzerrt ausdrücken können, ist es besonders wichtig, bei ihren Äußerungen auf diese Subtexte zu achten.

Die Aggressivität z. B., die aus der Hilflosigkeit entspringt, kann direkt und unmittelbar nur selten reduziert oder bewältigt werden. Nur wenn auf den Subtext, in diesem Fall auf die Hilflosigkeit, eingegangen wird, kann auch der »Nachschub« für die Aggressivität entzogen werden. Nur wenn sich ein Mensch in seiner Krankheit, seiner Hilflosigkeit, seinen Unfähigkeiten und Fähigkeiten, in seinem Erleben wirklich gesehen und angenommen fühlt, muss er aggressive Strategien zur Bewältigung der Erkrankung immer weniger einsetzen.

Armeen ohne Munition können und werden nicht schießen.

3 Der soziale Rückzug und die Einsamkeit

Jeder Mensch, der erkrankt, wird auf unterschiedliche Art und Weise mit dieser Erkrankung umgehen. Wir alle haben bestimmte Bewältigungsstrategien, mit denen wir uns den Herausforderungen unseres Lebens stellen. Eine demenzielle Erkrankung ist eine solche Herausforderung. Jede/jeder Erkrankte wird, was den Umgang mit dieser Erkrankung betrifft, einen eigenen Weg einschlagen.

Die besondere, individuelle Strategie, mit der die erkrankte Person auf die Demenzerkrankung reagiert, zu kennen, ist für die Begleitenden wichtig, damit sie entsprechend damit umgehen können. Wir haben aus unseren Beobachtungen und Untersuchungen die fünf häufigsten Bewältigungsstrategien herauskristallisiert, die wir Ihnen vorstellen wollen. Die ersten vier führen zu sozialem Rückzug und in die Einsamkeit, während die fünfte Möglichkeiten der Unterstützung und Begegnung eröffnet.

1. Bewältigungsstrategie: Verbergen

Die erste und häufigste Bewältigungsstrategie ist das *Verbergen*. Schon in dem Kapitel über die Scham haben wir beschrieben, dass vielen Menschen ihre Erkrankung peinlich ist und sie danach trachten, sie zu verbergen. Da werden Ausreden, Lügen aus der Not heraus gesucht (»Ich habe mich ja nur versprochen«, »Ich meinte nicht Dienstag, sondern Donnerstag«, »Ich bin hier fremd in der Stadt«) oder »alles« wird auf das Alter geschoben (»Ja, ja, wir werden alt!«).

Eine Bewohnerin, die schon länger bei uns lebt, spricht mich an: »Können Sie mir helfen? Ich bin hier nur zu Besuch!«

Frau H. wird gebeten, sich schon einmal Milch und Zucker – sie nimmt normalerweise immer beides – in den Kaffee zu tun. Da sie offensichtlich nicht weiß, wie sie das bewerkstelligen soll, sagt sie: »Ach, heute ist mir eher nach Tee.«

Frau Z. wird gefragt, was sie essen möchte. Offensichtlich ist sie mit dieser Frage überfordert. Sie sieht auf den Teller der Nachbarin und sagt: »Dasselbe wie sie.«

Eine Angehörige erzählt: »Mein Mann sollte schon mal den Tisch decken. Etwas, was er bisher morgens immer gemacht hatte. Er stand unentschlossen in der Küche und sagte: ›Ich bringe jetzt mal die Kisten in den Keller.‹«

Ein häufig zu beobachtender Weg des Verbergens besteht auch darin, dass Menschen von sich ablenken und den Blick auf andere richten.

Frau K. unterhält sich mit Frau O. Als sie offensichtlich auf deren zahlreiche Fragen nicht immer die passenden Antworten weiß, sagt sie unvermittelt: »Gucken sie mal, die dort. Die läuft immer so rum. Ist das nicht schrecklich?«

Herr T. kommt aus dem Aufzug und findet den Weg zum Speisesaal nicht. Er spricht mich an, zeigt auf Frau S., die im Rollstuhl sitzt, und sagt: »Können Sie mal den Rollstuhl nehmen. Die kann doch so schlecht. Ich würd ja selber, aber (dabei deutet er auf seinen Rollator) ich kann ja leider nicht schieben. Gehen Sie ruhig mal vor. Sie sind ja schneller.«

Dass Menschen in der Anfangsphase der Demenz versuchen, diese zu verbergen, ist normal und der Scham geschuldet. Problematisch wird es, wenn dieses Verbergen während des gesamten Verlaufs der Erkrankung beibehalten wird. Eine Erkrankte berichtete:

»Bei jedem zusätzlichen Problem mit meinem Gedächtnis oder meiner Konzentration schreckte ich alarmiert hoch. Aber ich sprach mit niemandem aus der Familie darüber. Stattdessen spielte ich munter weiter mein Versteckspiel, obwohl alle schon lange Bescheid wussten. Jeder weitere Verlust meiner geistigen Fähigkeit ging einher mit zusätzlichem Kummer und Angst, aber ich setzte meine albernen Täuschungsmanöver unbeirrt fort.« (McGowin 1994, S. 121)

UNSER TIPP

Erzählen Sie von sich und von Situationen, in denen Sie nicht weiterwussten und wie Sie das erlebt haben. So bieten Sie die Möglichkeit einer Brücke, dass Betroffene über sich und ihr Erleben erzählen. Über das Teilen verliert es die Ohnmacht des Schreckens und Sie können es begleitend aufgreifen.

In der Begleitung ist es wichtig, den Erkrankten ernst zu nehmen: »Ja, du hast ein Problem.« Denn »munter« und »albern« ist das Versteckspiel sicherlich nur in der Wirkung nach außen, während innerlich große Not erlebt wird. Eine gewisse konfrontative Offenheit und Deutlichkeit sind notwendig, damit die Erkrankten nicht in der Mühe des Verbergens ihre Kräfte verschleißen und sich immer weiter sozial zurückziehen. Doch alles Bemühen muss darauf abzielen, die Erkrankten nicht lächerlich zu machen, sie nicht vorzuführen, und sie nicht durch Warum-Fragen, die sie nur noch mehr mit ihren Defiziten konfrontieren, in die Enge und in das Verbergen zu treiben. Stattdessen sollten Ressourcen angesprochen und aktiviert werden, damit Scham und Scheu abgebaut werden können. Entscheidend ist, dass der Hinweis auf die Erkrankung mit der Haltung und den Aussagen verbunden wird (natürlich nur, wenn sie wahrhaftig sind): »… und wir lieben dich, unterstützen dich und gehen diesen Weg gemeinsam mit dir.«

2. Bewältigungsstrategie: Flucht

Eine weitere Bewältigungsstrategie besteht darin, vor der Erkrankung zu fliehen. Wahrscheinlich ist der erste Schritt zur *Flucht* derjenige, die Krankheit nicht wahrhaben zu wollen. Manche fliehen nach innen, andere fliehen sprichwörtlich »woandershin«, laufen weg.

> *Immer wenn Frau F. mit einer Situation überfordert war, nahm sie ihre Handtasche und sagte: »Wenn Sie mir nicht richtig zuhören, kann ich ja gehen!« – und ging weg.*

Dabei richtet sich das Weggehen nicht auf ein Ziel hin, gilt der Bewegungsdrang nicht der Suche nach einem bestimmten Ort, wie wir es in Kapitel 2 beschrieben haben, sondern dient allein dem Flüchten vor der Erkrankung, der Flucht vor der Hilflosigkeit und anderen damit aufkommenden Gefühlen.

Eine Angehörige erzählt: »Zum Schluss war mein Mann immer in Bewegung. Kaum dass er saß, stand er schon wieder auf und lief vom einen in das andere Zimmer. Dann fing er hier an zu kramen und dort. Räumte etwas von hier nach da. Schlimm war, wenn er dann auch noch nachts aufstand und ich ihn herumlaufen hörte.«

Solche Fluchten von etwas weg ohne Wissen um das Wohin können letztendlich nur misslingen und münden dann zumeist irgendwann in der Flucht nach innen. Die Betreffenden verlassen oft nie wieder ihr Haus oder ihr Zimmer, zeigen keine Impulse, werden depressiv.

»Ich konnte meinen Mann zu nichts mehr bewegen. Alleine wollte er schon gar nicht gehen, wenn, dann immer nur mit mir. Zum Schluss saß er stundenlang so, wie ich ihn hingesetzt hatte, und stierte nur vor sich hin.«

»Ich muss mittlerweile alles machen. Er steht wie erstarrt neben mir. Sobald er dann noch merkt, dass ich unsicher werde, dann ist es ganz aus.«

Frau L. konnte noch mithilfe des Rollators laufen. Doch sie hielt sich auch zwischen den Mahlzeiten nur in ihrem Zimmer auf. So wie sie sich morgens auf das Sofa setzte, so saß sie auch mittags noch dort. Alle Angebote, die im Haus stattfanden, lehnte sie ab. Zu den Mahlzeiten wurde es immer schwieriger, sie dazu zu bewegen, ihr Zimmer zu verlassen.

Ein Ausdruck des Flüchtens sind auch stereotype und ständige Wiederholungen allgemeiner Redewendungen wie »Ich kann nicht klagen«.

Der Subtext dieser Bewältigungsstrategie – die Flucht in all ihren geschilderten Facetten – sind häufig Hilflosigkeit und vor allem die Angst. Hier ist es besonders wichtig, kleinschrittige Angebote zu unterbreiten, um der Angst entgegenzuwirken. Durch kreative Zugänge wie Musik und durch Berührungen können Menschen, die sich nach innen zurückgezogen haben, wieder erreicht werden. Menschen, die »weglaufen«, sollten zumindest teilweise in ihren unruhigen Bewegungen begleitet werden.

Frau Z. war ständig in Bewegung. Zeitweise begleitete ich sie »auf ihren Wegen«, indem ich einfach nur in ihrem Tempo neben ihr herlief. Auf meine Ansprache, verschiedene Fragen und einfach nur Erzählungen kamen keine merklichen Reaktionen. Dennoch hatte ich den Eindruck, dass es ihr guttat, dass jemand neben ihr lief. Einmal erlebte ich, dass sie stehen blieb, mich kurz anlächelte und dann ihren Weg fortsetzte. Als ich nicht sofort mitging, blickte sie sich nach mir um und ich hörte sie etwas Unverständliches sagen. Als ich dann wieder auf gleicher Höhe neben ihr war, setzte sie ihren Weg fort.

Der Kontakt, der so hergestellt wird, schafft einen inneren Boden der Sicherheit, aus dem heraus manchmal wieder eine Zuwendung nach außen, zur Welt hin möglich werden kann.

Wenn sich jemand Herrn M. zuwendete, ihn ansprach oder etwas fragte, stand er auf und ging los. Zumeist lief er ziellos umher, bis er müde wurde und sich wieder setzte. Auch mir passierte dies mehrmals, dass ich mit meinen Kontaktversuchen ins Leere ging.

Also versuchte ich etwas anderes. Ich trat zu Herrn M. und sagte zu ihm: »Hallo, Herr M., kommen Sie, wir gehen ein bisschen spazieren!« Er blickte mich verwirrt und überrascht an, stand dann auf und wir gingen gemeinsam los.
Nach einer Weile nahm ich mir vor zu versuchen, mit ihm ins Gespräch zu kommen. Da ich wusste, dass er auf Fragen mit Flucht reagierte, begann ich, ihm von mir zu erzählen: von meinem Urlaub, von den Bergen, von der Sonne. Dabei liefen wir weiter auf und ab. Ich merkte, wie er mir ab und zu einen seitlichen Blick zuwarf. Dann plötzlich begann er, von einem Berg im Fichtelgebirge zu erzählen, den er einmal gemeinsam mit seinem Vater bestiegen hatte …

3. Bewältigungsstrategie: Erstarren

Die dritte Bewältigungsstrategie ist das *Erstarren*. Es zeigt sich an dem leeren Blick, der Appetitlosigkeit und Regungslosigkeit. Im Gesicht steht oft ein Schrecken »geschrieben«, als stünde die Person unter Schock.

Frau P. kam mit dem Rollator aus dem Aufzug. Auf Aufforderung der Mitarbeiterin ging sie zunächst weiter. Sie lief immer geradeaus, bis sie vor einer Wand stand. Dort blieb sie reglos mit dem Gesicht zur Wand stehen.

Das Erstarren kann bei manchen Menschen auch in ziellose Unruhe umschlagen. Diese Menschen brauchen das, was alle Menschen brauchen, die erschrecken und unter Schock stehen: Nähe, Zuwendung und vor allem Vertrautheit, Vertrautheit, Vertrautheit.

Ich ging zu Frau R. hin und sprach sie mit ihrem Namen an. Ich musste ihn mehrmals wiederholen, bis ich das Gefühl hatte, meine Worte erreichten sie. Zur Unterstützung legte ich dann meine Hand auf ihre. Dabei nannte ich immer wieder ihren Namen. Als sie den Kopf hob, bot ich ihr an, sie zu begleiten. Sie nickte, und während wir weitergingen, ließ ich meine Hand auf ihrer liegen.

4. Bewältigungsstrategie: Vorwärtsverteidigung

Die vierte Bewältigungsstrategie nennen wir »*Vorwärtsverteidigung*«. Manche Menschen erleben die Welt als feindlich und bekämpfen sie vorsorglich, um sich zu schützen. So geht es auch manchen an Demenz erkrankten Personen. Sie verstehen die Welt nicht mehr, sie schaffen keine Verbindungen mehr zu ihrer Welt, also erleben sie die Welt als Bedrohung. Sie lassen in der Folge andere nicht zu Wort kommen, reden sie nieder, beschimpfen sie, beschuldigen sie. Oft schimpfen sie vor sich hin und reagieren auf Annäherungen damit, dass sie um sich schlagen, Hilfsversuche mit »Hände weg« abweisen und angebotenes Essen umschütten.

Diese Aggressivität ist für alle Beteiligten schwierig, manchmal sogar bedrohlich, und ruft viel Ärger und eigene Ängste bei den Betreuenden hervor. Doch ihr Kern ist verzweifelte Selbstverteidigung, ist der Versuch, die eigene Persönlichkeit vor Hilflosigkeit und Ausgeliefertsein und -fühlen zu schützen. Wenn diese Menschen Wertschätzung und Unterstützung darin erfahren, einen Weg aus ihrer Hilflosigkeit zu finden, kann diese Vorwärtsverteidigungs-Aggressivität an Bedrohlichkeit verlieren.

Die Mitarbeiterin kümmert sich um die anderen Bewohner/innen. Frau H. steht daneben und stößt die Mitarbeiterin immer wieder an: »Komm, lass die da. Wir gehen.«

Die Mitarbeiterin: »Einen Moment, ich habe gleich Zeit für Sie.«
Frau H: »Nein, jetzt sofort. Ich will zum Papa.« Dabei stößt sie die Mitarbeiterin immer wieder am Arm. Der Stoß wird immer fester und bestimmender: »Komm!«
Als die Mitarbeiterin dieser Aufforderung nicht sofort nachkommt, wird Frau H. immer unruhiger und läuft aufgeregt hin und her. Ihr Blick wird immer verbissener. Dann will sie das Zimmer verlassen. Die anderen Bewohner/innen rufen: »Komm zurück, bleib hier.«
Da geht Frau H. auf eine Bewohnerin zu und ohrfeigt sie.

5. Bewältigungsstrategie: Stärken nutzen

Wird Menschen, denen eine dieser vier Bewältigungsstrategien eigen ist, nicht angemessen geholfen, finden sie sich im sozialen Rückzug und in tiefer Einsamkeit wieder. Manchmal ist die Hilfe auch nur sehr begrenzt möglich, da eine der vier Bewältigungsstrategien so sehr zum Charakterzug des jeweiligen Menschen gehört, dass sie kaum zu verändern ist. Wir ändern sie dann nicht mehr, da sie Teil der Persönlichkeit geworden ist, sondern können nur die auslösenden Verstärker reduzieren.

Einsamkeit ist ein Gefühl, das niemand mag, ob man nun gesund ist oder krank. Die Demenz beinhaltet eine Einschränkung des Zugangs zur Welt und birgt in sich sowieso schon die Gefahr des Vereinsamens. Die vier genannten Bewältigungsstrategien verstärken diese Tendenz.

Umso wichtiger ist es, Menschen nicht in dieser Einsamkeit zu belassen, sondern ihnen Wege heraus anzubieten. Ein gewichtiger und besonders erfolgversprechender Weg besteht darin, sie in die fünfte Bewältigungsstrategie zu begleiten und sie zu dieser Strategie anzuregen. Wenn Menschen viel zugetraut wird, wird ihre Angst abgebaut, trauen sie sich selbst auch noch einiges zu, kann ein Netzwerk sozialer Kontakte erhalten werden bzw. können neue Kontakte entstehen.

Eine Betroffene beschrieb diesen Weg, nachdem sie ihre Bewältigungsstrategie des Verbergens verlassen hatte, so: »Allmählich lernte ich es, Freude auch aus kleinen Siegen zu ziehen, das heißt, erfolgreich simple Funktionen zu vollführen, die von den meisten Menschen eher beiläufig erledigt werden.« (McGowin 1994, S. 81)

Eine Angehörige erzählt: »Mein Mann wollte im Garten einige Geräte wegräumen. Ich sah, dass er öfter stehen blieb und wohl überlegte, was jetzt drankommt. Es fiel ihm wohl doch nicht so leicht und ich war kurz davor, es ihm abzunehmen, doch ich wartete noch ab. Dann schaffte er es doch noch und ich war froh, nicht so schnell eingegriffen zu haben. Mein Mann war so stolz, als er das hinbekommen hat. Er strahlte mich an, als wenn er sagen wollte: ›Ich bin doch noch zu etwas gut.‹ Da mussten wir beide weinen.«

Eine andere Angehörige: »Ich bat meinen Mann, ob er mir helfen könnte. Er sollte etwas aus Sperrholz für mich aussägen. Eine Tätigkeit, die er schon oft gemacht hatte. Ich konnte gar nicht so schnell gucken, wie er damit fertig war, und er war sichtlich stolz, als er mir die fertigen Sterne hinlegte.«

Frau F. war immer eine sehr aktive Frau gewesen. Als wir einmal über 100 Pakete für eine besondere Aktion packen wollten, bat ich sie, uns doch zu helfen. Diese Aktion zog sich über mehrere Nachmittage hin und Frau F. war immer eine der Ersten, die nachfragte, wann wir denn weitermachen.

Sich auf das zu konzentrieren, was die Menschen noch haben und können, nicht auf das, was ihnen fehlt (ohne den Mangel zu ignorieren) – das ist der Kernpunkt, der Kerninhalt dieser hilfreichen Begleitung. Das ist der Weg, der Einsamkeit vermeidet und soziale Kontakte ermöglicht. Die an Demenz erkrankten Menschen werden darin unterstützt, Interesse zu haben, zu entwickeln und zu zeigen, sich auf ihre Stärken zu besinnen, Kontakte zu nutzen und frühere Fähigkeiten zu reaktivieren.

»Mein Mann braucht mich, möchte aber auch selbstständig sein. Es ist oft ein Abwägen und das jedes Mal aufs Neue.«

UNSER TIPP

Ressourcen sind nicht an allen Tagen gleich zugänglich und verändern sich durch das Fortschreiten der Erkrankung. Greifen Sie sie daher immer mal wieder neu auf. Begleiten Sie dann ergebnisoffen, das bedeutet, dass Sie die Umsetzung so annehmen, wie es den Betroffenen in der Situation möglich ist. Dann fühlt sich der andere nicht bloßgestellt oder beschämt. Unterstützen Sie soziale Kontakte und sprechen Sie mögliche Kontaktpersonen konkret an, denn viele ziehen sich aus Unsicherheit zurück. Ermutigen Sie dazu, eigene Unsicherheiten zu zeigen und offen auszusprechen.

4 Herz und Hirn – Demenz verstehen

Viele Menschen stellen sich Denken und Gefühle als Gegensatzpaar vor. Herz und Hirn, Kopf und Bauch werden unter dem Blickwinkel des »Entweder-oder« betrachtet: Entweder Herz *oder* Hirn, Kopf *oder* Bauch, beide haben nach dieser Anschauung nichts oder kaum etwas miteinander zu tun. Die modernen Neurowissenschaften belehren uns eines Besseren. Zu den wichtigsten Erkenntnissen der Neurobiologie gehören nicht nur die Details über die Funktionsweisen des Gehirns, sondern vor allem Einsichten über die Zusammenhänge zwischen Denken und Fühlen. Das Verständnis der Demenz als bloßer Abbauprozess von Denkfähigkeiten ist zeitlich vor diesen neurobiologischen Entdeckungen entstanden. Deswegen lohnt es sich, auf die Ergebnisse der neurowissenschaftlichen Forschung einen Blick zu werfen, um sich von dort aus dem Verständnis der Demenz neu zu nähern.

Um die Gedächtnisprobleme an Demenz erkrankter Menschen zu verstehen, muss man sich mit dem Lernen beschäftigen. Lernen bedeutet, neue Erfahrungen mit alten zu verknüpfen. Und genau dazu sind an Demenz erkrankte Menschen nicht mehr bzw. nur noch eingeschränkt in der Lage. Wenn die Erkrankten beim Abfragen von Geschichtsdaten schlechter abschneiden als andere, hat das für ihr Leben nicht die

Bedeutung wie die Tatsache, dass sie zum Beispiel eine Straße sehen, aber nicht mehr wissen, dass sie sie kennen. Das neue Bild der Straße kann nicht mit den alten Erinnerungen verknüpft werden. Da sieht jemand einen Film und weiß nicht, ob es eine Wiederholung oder ein neuer Film ist. Da sieht man einen Menschen und kann das neue Bild des Menschen nicht mit den alten Erfahrungen in Verbindung setzen, »erkennt« ihn deshalb nicht. Wahrnehmen beinhaltet immer zwei Komponenten: etwas Neues zu registrieren (die Straße, den Film, den Menschen) und dieses Neue mit bislang Erfahrenem in Verbindung zu bringen. Jedes Lernen beginnt mit diesen beiden Komponenten der Wahrnehmung, jedes Erinnern ebenso. Lernen ist immer auch Erinnern, Erinnern ist immer auch Lernen, da bei beiden Prozessen Altes und Neues verknüpft werden.

Nun hat die Hirnforschung festgestellt und nachgewiesen, dass bei beiden dieser Komponenten des Wahrnehmens die Gefühle eine wesentliche Rolle spielen. Das limbische System, Sitz der Gefühle, ist entscheidend beteiligt bei der Auswahl dessen, was Menschen wahrnehmen und registrieren. Jeder Mensch würde unter der Fülle der Eindrücke, die durch seine Sinne auf ihn einströmen, zusammenbrechen, würde er diese nicht filtern. Dieses Filtern geschieht vor allem dadurch, dass unterschieden wird, was als wichtig und was als unwichtig eingestuft, »gefühlt«, wird.

Selbst das Registrieren von Sinneseindrücken ist also keine »neutrale« Sinneswahrnehmung, sondern schon ein von Gefühlen begleiteter bzw. initiierter Bewertungsprozess, der eine Entscheidung darüber beinhaltet, was als wichtig bzw. unwichtig angesehen wird. Wenn wir beim Gang durch eine Gärtnerei auf der Suche nach einer Tüte Dünger beiläufig einige Rosen sehen, werden wir anders darauf reagieren, als wenn wir von unserer Liebsten oder unserem Liebsten einen Strauß roter Rosen überreicht bekommen. Die Wahrnehmung und Information »Rosen« steht in einer anderen sozialen Umgebung, sie ist mit unterschiedlichen Interessen und unterschiedlichen Gefühlen verknüpft.

Dabei wird die Information »Rosen« mit früheren Erfahrungen mit Rosen verglichen. Auch dies geschieht unter Beteiligung des limbischen Systems, auch hier erfolgt der Bewertungsprozess über die Gefühle, auch hier sind Fühlen und Denken ein ineinanderverwobener Prozess. Wenn Ihnen jemand einen Strauß roter Rosen überreicht, dann registrieren Sie nicht nur die Rosen, sondern dann werden die Information »rote Rosen« und die sinnlichen Eindrücke der Farben und des Duftes verknüpft mit Erfahrungen aus Ihrem Leben, aus Filmen, aus Romanen usw., die Ihnen sagen, dass dies ein Beweis der Zuneigung, ja der Liebe sein kann. Sie werden sich wahrscheinlich nicht daran erinnern, wie teuer die roten Rosen waren, als Sie sie zum letzten Mal gekauft haben – es sei denn, der Preis spielte eine wichtige Rolle bei der Entscheidung des Kaufs. Sie werden sich aber an die Situation erinnern, als Sie einer Ihnen lieben Person Rosen geschenkt oder solche geschenkt bekommen haben. *Dass* Sie sich erinnern und *wie* Sie sich erinnern, wird über das limbische System, über Ihre Gefühle, reguliert. Und weiter:

Am nächsten Tag werden Sie sich sicherlich an die Szene erinnern können, dass Ihnen die roten Rosen geschenkt wurden. Die Information ist aus dem, was Sie vom Computer vielleicht als Arbeitsspeicher kennen, über Nacht auf die Festplatte Ihres Gehirns (Neocortex) übertragen worden. Doch nicht jede Kleinigkeit, nicht jede Einzelheit dessen, was Sie in den letzten 24 Stunden erfahren haben, wurde übertragen. Auch hier wurde ausgewählt, auch hier entschied das limbische System, entschieden die Gefühle darüber, was wichtig war und was im Gedächtnis erhalten bleibt.

Wir könnten noch zahlreiche weitere Belege anführen – zusammengefasst steht eindeutig fest, dass die Trennung zwischen Denken und Fühlen eine bloße Hilfsvorstellung ist, die mit der menschlichen einschließlich der neuronalen Wirklichkeit nichts zu tun hat. Sicherlich können Menschen ihre Gefühle in den Hintergrund stellen und sich auf das Denken konzentrieren und sicherlich stehen die Gefühle in einem Liebesdrama mehr im Vordergrund als im Mathematikunterricht. Doch auch der Mathematikunterricht ist für viele Schülerinnen und Schüler so schwer und so langweilig, weil die dortigen Aufgaben so wenige Bezüge zu ihren Interessen haben – »Langeweile« und »Interesse« sind beides Gefühle. Alles, was wir wahrnehmen, alles, was wir unserem Gedächtnis hinzufügen (also lernen), alles, woran wir uns erinnern oder nicht erinnern, all das ist ein Prozess des Denkens *und* Fühlens. Die Gefühle sind der große Regulator, mit dem wir Menschen Entscheidungen treffen und somit Bewertungen vornehmen. »Bewertungs- und Gedächtnissysteme hängen untrennbar zusammen, denn Gedächtnis ist nicht ohne Bewertung möglich und jede Bewertung geschieht aufgrund des Gedächtnisses, das heißt früherer Erfahrungen und Bewertungen.« (Roth 1997, S. 198) Was hat all dies nun mit dem Verständnis der Demenz zu tun?

Unsere These lautet, dass die Demenz eine Störung des neuronalen Bewertungssystems ist, in dem neue Erfahrungen mit alten über das limbische System verknüpft werden. Demenz ist also nicht nur eine Störung kognitiver Prozesse, sondern hat vor allem mit emotionalen Bewertungsprozessen zu tun. Wenn mir die Rose gleichgültig ist, werde ich mich so wenig an sie erinnern wie an die Fliege auf der Zimmergardine. Bekomme ich aber die Rose unerwartet von jemandem geschenkt oder ärgert mich die Fliege die ganze Nacht und hindert meinen Schlaf, bleibt mir beides über den Moment hinaus sicherlich für einen Tag im Gedächtnis. Gefühlsregungen sind Bewertungen der Wichtigkeit einer Erfahrung und beeinflussen meine Erinnerungen.

Für solche Bewertungsfähigkeit und den entsprechenden Bewertungsprozess der Menschen machte der Psychologe und Psychotherapeut Carl Rogers einen »inneren Ort der Bewertung« aus, den man nicht auf dem Röntgenschirm sieht, den aber jede und jeder in sich spürt: den inneren Ort, von dem aus wir wissen, was wir wollen, Ja sagen oder Nein sagen, lieben oder hassen, uns für dieses oder für jenes entscheiden. Wenn sich dieser innere Ort bei Menschen verdunkelt, also nicht mehr zugänglich ist, dann hat das schwerwiegende Folgen, wie sie sich in den Erfahrungen der an Demenz erkrankten Menschen zeigen.

Das Kurzzeitgedächtnis wird nicht mehr mit neuen Erfahrungen angefüllt.

Ein an Demenz erkrankter älterer Mann weiß nicht mehr, dass er vor einer halben Stunde gegessen hat, und fragt nach dem Abendessen. Solche Erfahrungen machen Angehörige und auch Pflegende demenzkranker Menschen immer wieder. Anscheinend geht ihnen das Zeitgefühl verloren. Das stimmt, doch das Zeitgefühl ist Produkt der Aneinanderreihung von Erfahrungen. Zu spüren, sich im Fluss der Zeit zu befinden, vollzieht sich darin, dass wir in unserem Erleben eine Kette von Erfahrungen spinnen, eine Erfahrung an die andere reihen und so das Kontinuum unseres Seins erleben. Wenn diese Kette reißt, indem eine neue Erfahrung nicht mehr mit den vorhandenen zusammengefügt werden kann, dann geht auch das Gefühl für die Zeit verloren. Viele solcher Beobachtungen bestätigen, dass neue Erfahrungen nicht mehr gespeichert werden können, dass also die Fähigkeit des Lernens verloren gegangen ist. Wenn nun der Zugang zu dem Inneren Ort der Bewertung gestört ist, dann ist auch die Fähigkeit gestört, neue Erfahrungen zu speichern und ins Arbeitsgedächtnis bzw. später ins Langzeitgedächtnis zu übertragen.

Im Gedächtnis und im Erleben an Demenz erkrankter Menschen entstehen Leerstellen.

Wenn ich meinen Schlüssel suche und nicht finde, dann weiß ich, dass ich einen Schlüssel habe. Dieses Wissen fehlt den Menschen, die an Demenz erkrankt sind, wenn sie etwas erfahren, das oft als »Aussetzer«, als »Leere« oder als »Lücke« beschrieben wird. Da fährt eine Frau mit beginnender Demenz mit dem Auto zu einem Supermarkt. Die Strecke ist sie schon sehr häufig gefahren. Irgendwann stellt sie fest, dass sie ganz woanders angelangt ist. Als sie auf die Uhr schaut, sind fast zwei Stunden vergangen, seit sie losgefahren ist. Diese zwei Stunden fehlen ihr. Ihr Gehirn hat während dieser zwei Stunden die Erfahrungen, die sie während der Autofahrt gemacht hat, nicht registrieren, einordnen und »lernen« können. Das Entscheidende ist hier nicht die fehlende Erinnerung, sondern das Fehlen der Zuordnung der neuen Erfahrungen während der Autofahrt in ihr Bewusstsein und die fehlende Möglichkeit der neuronalen Regulation der Gewichtung des Neuerfahrenen. Viele solcher Leerstellen werden von den Erkrankten gar nicht registriert. Werden sie jedoch wahrgenommen, wie oftmals zu Beginn der Erkrankung, sind sie eine erschütternde Krisenerfahrung.

Manchmal wird versucht, mithilfe der Fantasie die Lücken zu füllen. Viele Wahnelemente, die demenzielle Erkrankungen begleiten, können so erklärt werden. An Demenz erkrankte Menschen können nicht erklären, was mit ihnen geschieht, sie können ihre Umgebung nicht in »stimmiger« Weise mit ihren Erinnerungen in Verbindung setzen. Also schaffen sie neue »Stimmigkeiten«. Diese Stimmigkeiten sind oft geprägt von Gefühlen, von Angst und Verzweiflung. Das Knarren des Holzes in dem alten Haus war jahrelang vertraut. Doch nun kann das Geräusch nicht mehr mit den bisherigen Erfahrungen verknüpft werden. Dies zu spüren ist nicht aushaltbar und macht Angst. Also muss eine neue Erklärung für das Knarren her, eine Erklärung, in der sich die entstandene Angst ausdrückt: »Da kommt ein Einbrecher. Ich höre ihn genau.«

Die Verdunkelung ist nur zeitweilig.

Die Verbindung zum Inneren Ort der Bewertung ist nur zeitweilig unterbrochen, allerdings bei den meisten erkrankten Menschen fortschreitend. Bei vielen Menschen, die kaum noch Kontaktmöglichkeiten zur Umwelt haben, treten immer wieder sogenannte »lichte« Momente auf, in denen sie von erstaunlicher Klarheit sind. Eine Frau, die ihre Tochter schon seit Langem nicht mehr erkannte, musste zum Orthopäden und war im Röntgenraum von der Tochter getrennt. Da hörte die Tochter sie durch die Tür: »Ich muss raus, da draußen ist doch meine Tochter.« Offensichtlich hat die Situation im Röntgenraum ihr Angst gemacht, und über diese hohe emotionale Beteiligung (das Herz wird nicht dement!) wurde die Verbindung zum Inneren Ort der Bewertung wiederhergestellt und die Verknüpfungsfähigkeit des limbischen Systems gestärkt, sodass das Bewusstsein um ihre Tochter wieder vorhanden war. Dies spricht dafür, dass die Fähigkeit, sich zu erinnern, nicht zerstört wurde, wie oft vermutet wird, sondern dass innerhalb des Erinnerungsprozesses bestimmte Verbindungen zeitweilig unterbrochen wurden, die bei großer emotionaler Beteiligung wiederhergestellt werden können. Kitwood nennt dieses Geschehen »Rementing« (Kitwood 2000).

Die These, die Demenz – zumindest auch – als zeitweilige Verdunkelung des Inneren Ortes der Bewertung zu verstehen, kann viele Erfahrungen an Demenz erkrankter Menschen erklären und in Einklang mit der modernen Gehirnforschung bringen. Sie ist weitaus schlüssiger als die gängige Erklärung, die sich immer noch in vielen Lehrbüchern findet, dass die Ursache der Demenz in einer Verplaqung von Gehirnzellen besteht. Dabei ist gemeint, dass bei vielen demenzkranken Menschen festgestellt wird, dass es stärkehaltige Ablagerungen in Teilen des Gehirns gibt, was als »Plaques« bezeichnet wird. Daraus aber eine alleinige Ursache der Demenz abzuleiten ist fahrlässig, denn zahlreiche Menschen weisen solche Plaques ebenfalls auf, ohne dass sie Symptome der Demenz zeigen, und andererseits wurde bei Studien nach dem Tod demenzkranker Menschen festgestellt, dass das Gehirn bei bis zu 34 Prozent von ihnen keine nennenswerte Plaquebildung ausweist (Kitwood 2000, Wetterling 2001). Die Plaquebildung ist sicherlich ein Faktor, der bei vielen, ja den meisten Menschen die demenzielle Erkrankung begleitet. Doch erklären kann man sie allein dadurch nicht.

Die demenzielle Erkrankung wird durch verschiedene Faktoren beeinflusst. So wird zum Beispiel sehr häufig beobachtet, dass Menschen durch den Verlust ihres Zuhauses und ihrer Geborgenheit, sei es durch den Umzug in ein Altenheim oder ein Krankenhausaufenthalt, massive Demenzschübe erleiden. Auch dies ist ein Faktor, der zumindest zur demenziellen Weiterentwicklung beiträgt. Alle Faktoren sind ernst zu nehmen und zu berücksichtigen, ohne dass der eine gegen den anderen ausgespielt werden darf.

Dass der Innere Ort der Bewertung und damit die Gefühle eine zentrale Rolle beim Prozess des Wahrnehmens, Lernens und Erinnerns spielen, ist wichtig, weil die Erkrankten und die Menschen, die sie begleiten, diesen Faktor beeinflussen können. Das Herz spielt eine große Rolle, nicht nur als anatomisches Organ, sondern als Symbol des Fühlens und damit des Bewertens, auch beim Erinnern, auch beim Lernen, auch beim Behalten von neu Erfahrenem und auch bei scheinbar »reinen« Denkprozessen.

UNSER TIPP

Stärken Sie so oft wie möglich den Inneren Ort der Bewertung, indem Sie immer wieder die Gelegenheit zum individuellen Bewerten anbieten und dies auch, wenn Sie die Antworten bereits kennen:

- Mögen Sie dies?
- Gefällt Ihnen die Farbe/die Form etc.?
- Wie finden Sie das …?
- Schmeckt Ihnen das …?
- Fühlt sich das … für Sie gut an?

5 Schrecken und Trost

Wenn der Mandelkern aktiv wird

Die Gefühle haben eine »Spezialfunktion« beim Wahrnehmen und Erinnern, die über das hinausgeht, was bislang gesagt wurde. Für diese Funktion spielt der Mandelkern (Amygdala) eine zentrale Rolle, ein besonderer Teil des limbischen Systems im Gehirn. Der Mandelkern wird aktiv, wenn es um existenziell bedrohliche Erfahrungen geht.

Jede Wahrnehmung des Menschen wird nicht nur nach wichtig und unwichtig bewertet und mit früheren Erfahrungen in Verbindung gesetzt, sondern wird darüber hinaus überprüft, ob sie mit etwas existenziell Bedrohlichem in Verbindung stehen kann. Nehmen wir als Beispiel den vorhin erwähnten Rosenstrauß. Wenn ein Mensch einmal in die Dornen einer Rose gegriffen hat und die Verletzung zu einer lebensgefährlichen Blutvergiftung führte, wird bei jedem Anblick von Rosen und jedem Wahrnehmen eines Rosenduftes die Amygdala dafür sorgen, dass alle Alarmglocken angehen. In dieser Funktion ist die Amygdala auch tätig, wenn zum Beispiel alte Menschen einen Gewitterdonner hören, diese Geräusche als näher kommenden Artilleriebeschuss oder Bombenhagel interpretieren und in Panik geraten.

Es geht nicht darum, ob frühere Erfahrungen in dem Sinne existenziell bedrohlich waren, dass es buchstäblich um Leben und Tod ging oder dass andere Menschen sie als existenziell bedrohlich einstufen. Sondern darum, dass sie als existenziell bedrohlich *erlebt* wurden.

Unser Organismus verfügt mit dem Mandelkern über ein Schutzsystem, das alle neuen Erfahrungen auf solche möglichen Bedrohungen »abklopft« und entsprechende Schutzmaßnahmen einleitet (Flucht, Erregung, »Hab-Acht-Stellung«, aggressives Abwehren …). Viele Menschen haben existenziell bedrohliche Erfahrungen gut verdrängt und gut »weggeschlossen«. Im zunehmenden Alter und vor allem bei zunehmender Demenz werden die Möglichkeiten der Verdrängung geringer, sie brechen häufiger auf und der Mandelkern wird in zahlreicheren Situationen aktiv. All dies verstärkt die in der Demenz ohnehin schon häufig vorhandene Erregung und Unruhe. Auslöser (in der Fachsprache »Trigger« genannt) für eine solche Aktivierung über den Mandelkern können unterschiedliche Eindrücke sein:

Frau L. lief rastlos den Flur entlang. Dabei blickte sie immer wieder auf die Uhr. Ein Mitarbeiter kam ihr entgegen – er hatte Frau L. heute schon mehrmals gesehen – und ging wortlos an ihr vorbei. Frau L. blickte auf, als er auf gleicher Höhe war, und fing an zu zittern und zu schimpfen, als er wort- und grußlos vorbeiging. »Ach, das ist doch! Das ist doch!« Ihre Gesichtsmimik spannte sich an, sie drehte sich abrupt weg, schwankte dadurch ein wenig und ging zitternd und schimpfend weiter. Offenbar hatte sie in ihrem Leben die schlimme und bedrohliche Erfahrung gemacht, von einem wichtigen Menschen ignoriert worden zu sein.

Herr K. saß mit einigen anderen Bewohner/innen in der Sitzecke. Er wirkte in sich versunken, so als ob er nichts mitbekommen würde. Als eine Mitarbeiterin Getränke reichte, fiel ihr ein Glas zu Boden. Herr K. schreckte hoch und fing sofort an zu schreien. Er versuchte aufzustehen, doch es gelang ihm nicht, sodass er immer unruhiger wurde und aus dem Rollstuhl zu fallen drohte.

Frau F. lag im Bett. Als die Mitarbeiterin, die die Morgenpflege durchführte, die Bettdecke zurückschlug, erstarrte ihr ganzer Körper und sie fing an zu wimmern. Die Mitarbeiterin versuchte, sie mit Worten zu beruhigen, doch Frau F. zog die Arme und Hände an den Körper und versteifte sich immer mehr. Sobald die Mitarbeiterin sie anfasste, ging das Wimmern in ein starkes Jammern über und sie spannte sich noch mehr an.

Herr P. saß im Eingangsbereich und beobachtete das Geschehen. Er wirkte zufrieden. Als sich Frau D. neben ihn setzte und sofort anfing, in der Handtasche zu kramen, wurde er sehr unruhig. Man sah, wie der Gesichtsausdruck sich veränderte und er immer wütender wurde. Irgendwann fing er an, Frau D. zu beschimpfen. Sie schaute nur irritiert und kramte weiter. Herr P. wurde immer lauter in seinen Beschimpfungen. Als ihn schließlich eine Mitarbeiterin wegführte und versuchte, beruhigend und an sein Verständnis appellierend auf ihn einzureden, da schimpfte er immer stärker und auch die körperliche Erregung wurde größer.

Wenn Pflegende oder Angehörige bestimmter Menschen wissen, welche Trigger die Notfallprogramme auslösen, dann können sie diese, so gut es geht, vermeiden. Bekommt die Bewohnerin eines Altenheims Angstattacken wegen Männern, die ihr Zimmer betreten, und glaubt »die Russen kommen«, dann ist es besser, den männlichen Pfleger durch eine weibliche Pflegerin zu ersetzen. Doch in den Fällen, in denen die Trigger weder bekannt noch vermutet oder erahnt noch vermieden werden können, sollte das Augenmerk gar nicht so sehr auf die Vermeidung von Triggern gelegt werden. Hier kommt es eher darauf an, den Menschen, die in Angst und Schrecken versetzt werden, Trost und Halt zu geben.

> *Frau H. saß mit uns am Tisch. Eine andere Bewohnerin erzählte von ihrer Ehe. Sie hatte sehr unter ihrem Mann leiden müssen. Plötzlich fing Frau H. an, bitterlich zu weinen. Ich ging zu ihr und setzte mich neben sie. Auf meine Frage, was sie so traurig mache, kam keine Reaktion und ihr Blick ging nach unten. Ich bot ihr daraufhin mit den Worten »Manchmal kann man nichts mehr sagen …« meine Hand an. Sie ergriff sie dankbar und drückte fest zu. Als ich allgemeiner in die Runde sagte, dass es sicher schwer ist, was manche so haben ertragen müssen, da stimmten die andern zu und auch Frau H. nickte, während sie weiterweinte und meine Hand drückte. Während des weiteren Gespräches hielt sie diese die ganze Zeit über ganz fest.*

Ganz unabhängig davon, was Menschen geschehen ist, ob sie vergewaltigt wurden oder im Krieg Tod, Schrecken und Vertreibung erleben mussten, fast immer waren sie damals in diesen bedrohlichen Situationen innerlich allein, konnten in der Situation und danach nicht darüber reden und keine Unterstützung finden (Frick-Baer 2009). Dieses Gefühl des Alleinseins dabei und danach, das ist es, was wir den betroffenen Menschen ersparen können, wenn der alte Schrecken wieder lebendig wird. Den retraumatisierten Menschen hilft es nicht, wenn wir ihnen sagen: »Es ist doch alles nicht so schlimm.« Für diese Menschen *ist* es schlimm! Was hilft, sind eher tröstende und unterstützende Gesten und Worte wie: »Ja, es ist schlimm, was Sie gerade erleben. Doch ich bin bei Ihnen. Sie sind nicht allein. Ich passe auf Sie auf, so gut ich kann.«

Wenn wir so mit Menschen, die an Demenz erkrankt sind, umgehen, wenn sie von den Schrecken der Vergangenheit eingeholt werden, dann kann der Mandelkern noch eine andere Funktion des Erinnerns übernehmen: Er kann biografische Erfahrungen des Trostes, der Solidarität und der Unterstützung wachwerden lassen. Fast jeder Mensch hat solche Erinnerungen, ob aus der frühen Kindheit oder dem späteren Leben, Erfahrungen, gehalten und unterstützt zu werden, Erfahrungen, beschützt und getröstet zu werden. Auch hier gilt: Das Herz wird nicht dement. Der Mandelkern kann einerseits die Brücke zu den Schrecken der Vergangenheit schlagen, er kann aber auch Wege zu den Erfahrungen öffnen, die diesen Schrecken begegnen. Voraussetzung ist, dass wir die Schrecken nicht verniedlichen oder kleinreden, sondern sie ernst nehmen und Trost, Unterstützung, Halt und Schutz anbieten.

Kriegstraumata als unsichtbare Regisseure hinter der Demenz

Oft wirken traumatische Erfahrungen, die Menschen im Krieg gemacht haben, als unsichtbare Regisseure hinter den Erscheinungsformen demenzieller Erkrankungen.

Stefan B. ist demenziell erkrankt. Er macht die Nacht zum Tag. Tagsüber dämmert oder schläft er viel, aber nachts wird er wach. Wenn er versucht, einzuschlafen, schreckt er hoch und schreit: »Aufpassen! Aufpassen!« Er tigert dann hin und her, fünf Schritte nach rechts, fünf Schritte nach links. Immer wieder. Immer wieder.

Wie viele Menschen, die an Demenz erkrankt sind, wird Stefan B. nachtaktiv. Das ist der eine Aspekt, der sein Verhalten aus der demenziellen Erkrankung heraus erklärt. Doch bei Stefan B. kommen Kriegserfahrungen hinzu. Er wurde als Jugendlicher in der Endphase des Zweiten Weltkrieges zum Deutschen Volkssturm eingezogen und musste bei der Flak Wache schieben. Er durfte nicht einschlafen. Darauf stand die Todesstrafe. Dies wird anscheinend nachts immer wieder lebendig und treibt ihn dazu, vor Angst aufzuschrecken, wenn die Schläfrigkeit ihn überkommt.

UNSER TIPP

In diesem Fall half es, wenn Angehörige nachts, sobald Stefan B. wieder hin und her lief, zu ihm sagten: »Wachablösung. Du kannst dich hinlegen!« Stefan B. reagierte dann oft sofort, legte sich auf sein Bett und schlief.

Die meisten Menschen, die die Schrecken des Krieges erlebt haben und heute noch leben, waren damals jung, oft noch sehr jung.

Elisabeth L. zuckte bei jedem lauteren Geräusch zusammen. Auch wenn sie laute Schritte hörte, erstarrte sie vor Angst. Für sie waren das Soldatenstiefel. Wenn eine Tür knallte, hörte es sich für sie wie Schüsse an. Wenn es draußen donnerte, waren es Bombenabwürfe. Sie erstarrte dann, atmete flach und wollte sich verstecken, wozu sie aber körperlich nicht mehr in der Lage war.

Auch diese Frau war an Demenz erkrankt, doch vor allem bestimmten die traumatischen Erfahrungen ihr Erleben. Sie hatte zahllose Bombardierungen Berlins miterlebt und schließlich die Eroberung durch die sowjetische Armee. Sie war damals drei Jahre alt, doch das Grauen und der Schrecken steckten tief verborgen in ihr und wurden nun mit fortschreitender Demenz und verringerter Widerstandskraft – und damit verbundenen schwächeren Unterdrückungsmechanismen – wieder lebendig.

Hier ist es wichtig, zu wissen, dass solche Verhaltensweisen nicht Ausdruck demenzieller Erkrankungen sind, sondern Folgen kriegstraumatischer Erfahrungen. Bei Elisabeth L. und anderen Menschen vermischen sich demenzielle Symptome und Folgen kriegstraumatischer Erfahrungen. Die Kriegstraumata sind ein Regisseur, der unsichtbar bleibt, aber auch das Verhalten und das Fühlen vieler an Demenz erkrankter Menschen mitbestimmt.

Wie viele Menschen die Schrecken des Krieges und der Nachkriegszeit erlebt und Traumafolgen davongetragen haben, kann nicht exakt bestimmt werden. Untersuchungen legen nahe, dass zwei Drittel der Zeitzeugen durch Krieg und Kriegsfolgen traumatisiert wurden. Davon hatte die Hälfte sogar mehrere traumatische Erfahrungen durchleben müssen. Diese Zahlen bedeuten, dass auch zwei Drittel der Menschen, die an Demenz erkrankt sind, an den Folgen kriegstraumatischer Erfahrungen leiden. Also die deutliche Mehrheit aller demenziell erkrankten Menschen.

Das betrifft nicht nur diejenigen, die in Kriegszeiten als Erwachsene dem Schrecken des Krieges ausgesetzt waren, sondern auch die, die damals Kinder waren. So wie bei Elisabeth L., die drei Jahre alt war, als Berlin erobert wurde und das Naziregime zusammenbrach. Sie kann ihren heutigen Schrecken nicht mehr bewusst mit den damaligen Erfahrungen verbinden. Für das kognitive Gedächtnis war sie weitgehend zu jung, aber das Leibgedächtnis, das wir am Anfang dieses Buches beschrieben haben, wirkt nach.

Elisabeth L. hat, wie die meisten Betroffenen, ihre traumatischen Erfahrungen verdrängt und beiseitegeschoben. Im Alter und im Zuge der demenziellen Erkrankung lässt die Kraft nach, die notwendig ist, um solche Verdrängungen aufrechtzuerhalten. Die Schrecken drängen an die Oberfläche und beeinflussen das Leben der alten Menschen, so auch der demenziell Erkrankten. Für alle, die als Angehörige und Pflegende diese Menschen begleiten, ist es wichtig, diese Phänomene erkennen und deuten zu können. Denn oft werden heutige Reaktionen ausgelöst durch alte kriegstraumatische Erfahrungen, aber nicht mit den damaligen Ereignissen in Verbindung gebracht.

Frau M. will sich nicht ausziehen, wenn sie ins Bett geht. Im Gegenteil. Sie zieht sich noch eine warme Strickjacke an und hat ihre Handtasche neben sich auf dem Nachttischchen. Wenn die Angehörigen oder die Pflegekräfte der Einrichtung, in der sie wohnt, sie dazu bewegen wollen, sich für die Nacht auszuziehen, wehrt sie sich erbittert und wird aggressiv.

Auch dieses Verhalten ist keine Folge von Demenz, wie es oft vorschnell gedeutet wird, sondern eine Traumafolge. Frau M. hat in Köln gelebt. Köln wurde über dreihundert Mal bombardiert. Zumeist nachts. Die Bewohner Kölns und vieler anderer Städte und Ortschaften durften sich nicht ausziehen, wenn sie zu Bett gingen. Sie mussten bekleidet bleiben, sodass sie bei Bombenalarm jederzeit aufspringen und in die Luftschutzbunker fliehen konnten. Auch eine Tasche mit dem Wichtigsten musste immer neben dem Bett stehen, sodass ein Griff genügte.

UNSER TIPP

Erkunden Sie aus der Biografie der Menschen mit Demenz insbesondere die Jahre der Kriegszeiten. Dabei sind nicht viele Einzelheiten wichtig, sondern vor allem, ob sie Kriegs- oder andere traumatische Schrecken erlebt haben, denn nicht jede Region war gleich betroffen: Wo ist die demenziell erkrankte Person geboren? Wo befand sie sich bei Kriegsausbruch und wie alt war sie? Wo lebte sie mit wem bei Kriegsende und was können Sie über die Zeit dazwischen noch erfahren?

Solche Informationen können helfen, unerklärliches Verhalten demenziell erkrankter Menschen einzuordnen und die unsichtbaren Regisseure hinter den Demenzsymptomen zu erkennen.

UNSER TIPP

Erleben Sie Reaktionen, die mit dem Kriegserleben zusammenhängen könnten, dann versuchen Sie nicht zu beruhigen, indem Sie sagen: »Es ist doch alles vorbei.« Oder: »Ist doch nicht so schlimm.« Nehmen Sie die Ängste und den Kummer ernst. Was hilft: »Ja, es ist schlimm, was Sie gerade erleben. Ich bin bei Ihnen.«

Wie sich Kriegs- und andere Traumata im Einzelnen zeigen können und wie damit umgegangen werden kann, wurde bereits in dem Buch *Wo geht's denn hier nach Königsberg? Kriegstraumata erkennen und überwinden* ausführlicher beschrieben. Da

Kriegstraumata aus unserer Sicht immer noch viel zu wenig individuelle Beachtung in der Pflege und Begleitung gerade auch von Menschen mit Demenz finden, möchten wir hier noch mal darauf hinweisen.

Nicht alles, was nach Demenzfolge aussieht, ist Demenzfolge. Auch die Folgen von Kriegstraumata können das demenzielle Geschehen massiv beeinflussen. Dies zu wissen hilft, je konkreter, desto besser. Denn Verständnis ist das Wichtigste, was die demenziell erkrankten Menschen brauchen, wenn der Schrecken sein Haupt erhebt.

UNSER TIPP

Der entscheidende Faktor, der viele Traumafolgen im Alter einschließlich demenziell erkrankter Menschen lebendig hält, besteht darin, dass die Menschen damals mit dem Schrecken alleine waren. Sie fanden keinen Trost. Sie wurden nicht gehalten. Sie konnten sich nicht anvertrauen. Dieses Allein-sein-danach ist eine Kraftquelle für den Schrecken. Zeigen sich kriegstraumatische Symptome, können Sie hilfreich begleiten, indem Sie sagen: »Sie sind nicht alleine! Ich bin bei Ihnen. Ich passe jetzt und hier auf Sie auf!« Das hilft nicht immer, aber sehr, sehr oft.

6 Die neun Arten, Nein zu sagen

Viele Menschen, die an Demenz erkrankt sind, können sich nicht mehr differenziert äußern. Insbesondere das Neinsagen fällt ihnen schwer. Dies ist Ausdruck der demenziellen Desorientierungen und Kommunikationseinschränkungen. Hinzu kommen vor allem bei zahlreichen alten Frauen die soziokulturellen Gewohnheiten. Wer in seinem Leben nie oder selten »Nein« sagen durfte, wird dies schwerlich im hohen Alter bzw. in der Demenz lernen.

Wir werden Ihnen deshalb hier neun Arten, Nein zu sagen, vorstellen. Für die Wahrung der Würde an Demenz erkrankter Menschen brauchen diese das Recht, »Nein« sagen zu dürfen und zu können. Dazu müssen sie verstanden werden,

1. Wegschauen

Das Wegschauen ist eine wenig verschlüsselte, meist gut erkennbare Verneinung. Herrn T. wird sein Mantel hingehalten. Er wird gefragt, ob er ihn für den Spaziergang anziehen möchte. Herr T. schaut weg. Oft wirkt dieses Wegschauen, das eine Verneinung ausdrückt, fast demonstrativ. Herr T. schaut nicht woandershin, weil ihn anderes interessiert. Er schaut weg, eine Verneinung.

2. Verengen der Pupillen

Manchmal – seltener – ereignet sich das Wegschauen nicht durch einen Richtungswechsel des Blickes zum Beispiel von geradeaus nach rechts oder links, sondern indem der Blick »nach innen« geht. Scheinbar wird noch auf den Mantel geschaut, doch der Blick wirkt abwesend, wie nach innen gerichtet. Ein sichtbares Zeichen dafür ist die Verengung der Pupillen.

3. Übertrieben »Ja« sagen

Eine paradoxe Art der Verneinung besteht darin, übertrieben »Ja« zu sagen. Eine alte Dame wird zum Beispiel gefragt, ob sie einen Kaffee möchte. Sie nickt und bedankt sich überschwänglich – und dann bleibt der Kaffee stehen und erkaltet. Das wird oft so interpretiert, dass die Frau den Kaffee vergessen hat. Doch hier war das überschwängliche »Ja« ein verkapptes »Nein«. In ihrem ganzen Leben durfte die alte Dame nie »Nein« sagen, und ein nettes Angebot ausschlagen durfte sie schon gar nicht. Also gebot es die ihr selbstverständlich gewordene Rolle, das Angebot des Kaffees sehr freundlich anzunehmen. Das verkappte Nein wird bei Menschen mit Verhaltensweisen wie diesen vor allem daran sichtbar, dass das Ja oft theatralisch übertrieben wirkt und dass das Ja folgenlos bleibt, ihm kein Handeln folgt – wie hier: Der Kaffee bleibt kalt.

4. Erstarren

Oft erstarren Menschen mit demenziellen Erkrankungen, anstatt »Nein« zu sagen. Die Gründe dafür sind sicherlich individuell unterschiedlich und durch biografische Erfahrungen und persönliche Besonderheiten geprägt. Zu beobachten ist oft, dass die Menschen dann wie gelähmt wirken oder wie vor Schreck erstarrt. Fast immer strahlen sie eher Hilflosigkeit und Angst als eine Verneinung aus.

5. Trotz

Manche Menschen mit Demenz wirken trotzig. Vielleicht hat sie am Tag zuvor etwas geärgert und sie konnten dies nicht äußern. Der Ärger wirkt nach und wird zum Trotz. Oft wirkt der Trotz provokativ – doch fast immer ist er ein Ausdruck von Not. Es lohnt sich, der möglichen Not nachzugehen.

6. Aggressivität

Aggressive Gefühle sind Verneinungen. Wenn sich ein Mensch über etwas ärgert, dann will er das, was er ärgerlich findet, nicht mehr haben. Wut will zerstören, Hass vernichten. Allen aggressiven Gefühlsäußerungen wohnt ein Nein inne. Viele Menschen mit Demenz spüren, dass sie zu einem Vorschlag oder einem Verhalten »Nein« sagen wollen, doch ihnen fehlt die Ausdrucksform und ihnen ist das Maß der Verneinung abhandengekommen. Also wird ihre Verneinung maßlos und äußert sich in manchmal blinder Aggressivität. Diejenigen, die davon betroffen sind, reagieren auf die Aggressivität und übersehen dann zumeist den Kern des »Nein«, der in der aggressiven Flut enthalten ist. Es lohnt sich, nach diesem Kern zu schauen. Zumeist ist das in überflutender Aggressivität verborgene Nein eng gepaart mit Hilflosigkeit und Scham über die eigenen Unzulänglichkeiten.

7. Verrohung

Es gibt Menschen, die sind verroht. Sie kennen kein oder kaum Mitgefühl für das Leiden anderer und wollen immer »oben« sein und andere »unten« haben. Wenn sie dement werden, bekommen sie dadurch keinen besseren Charakter. Ein »fieser Möpp« bleibt ein »fieser Möpp«. Ihr »Nein« ist abwertend und entwürdigend, egal in welcher Form.

8. Verwirrung

Wenn jemand »Nein« sagen möchte, aber das Wort oder einen vergleichbaren Ausdruck nicht findet, drücken sich die Suche nach dem Wort und die Scham über die eigenen Mängel häufig in zunehmender Verwirrung aus. Wenn die Verwirrung auf eine Frage hin ansteigt, dann ist dies oft ein Zeichen für ein unaussprechbares Nein.

9. Verkrampfung

Unzulänglichkeit und Scham können sich auch in ansteigender Anspannung ausdrücken. Das Nein zeigt sich dann darin, dass der Gesichtsausdruck durch einen angespannteren Tonus als vorher geprägt wird oder dass zum Beispiel die Hände auf die Oberschenkel oder gegeneinandergepresst werden.

UNSER TIPP

Wenn Sie auch nur vermuten, dass eine demenziell erkrankte Person in dieser oder jener Weise ein Nein äußert, dann sprechen Sie das an und äußern Sie es, um Ihre Vermutung zu überprüfen. Zum Beispiel, indem Sie sagen: »Mir scheint, dass Sie das nicht wollen. Stimmt das?«

7 Was Menschen mit Demenz brauchen

Das SMEI-Konzept

Wenn Demenz vor allem als Gedächtnisstörung verstanden wird, ist das Angebot von Gedächtnistraining naheliegend. Wird die Demenzerkrankung aber – wie in den vorherigen Kapiteln beschrieben – als eine zeitweilige Verdunkelung des *Inneren Ortes der Bewertung* gesehen, so entwickelt sich daraus auch ein Verständnis, dass der Krankheitsprozess tief greifende Folgen vor allem auf das Gefühlsleben und auf die sozialen Beziehungen der Betroffenen hat.

Die Konsequenz daraus ist eine erlebenorientierte Alltagsgestaltung hinsichtlich Pflege und Begleitung.

Das SMEI-Konzept (Baer 2007 und 2017) versucht dies.

SMEI ist eine Abkürzung für SensoMotorische Erlebniszentrierte Interaktion. Es geht um die Sinne (senso), um die innere und äußere Bewegung (motorisch), um das Erleben (erlebniszentriert) und um die wechselseitige Begegnung mit den Erkrankten (Interaktion). SMEI ist mehr als eine Methodensammlung, es ist vor allem eine Haltung, die sich an fünf Leitsätzen, Strategemen, orientiert:

1. Strategem: Würde

Menschen mit Demenz sind in besonderer Weise feinfühlig dafür, ob ihnen mit Achtung, Würde und Wertschätzung begegnet wird oder nicht. Die Würde der demenzkranken Menschen konkret zu achten, konkret zu unterstützen und immer wieder zu stärken ist ein roter Faden, der sich durch jede Begegnung und Begleitung dieser Menschen ziehen muss.

2. Strategem: Würdigung der Ressourcen

Der Verlauf der Erkrankung wird von den Betroffenen als kontinuierlicher Verlust und Absinken in immer tiefere Hilflosigkeit erfahren. Die beste Hilfe gegen Hilflosigkeit besteht darin, den Betroffenen möglichst viele Erfahrungen zu ermöglichen, in denen sie sich ihrer vorhandenen Fähigkeiten vergewissern können, und sie in ihrer Kompetenz zu spiegeln und zu bestärken. Keine vorhandene Ressource darf, wenn irgend möglich, verringert werden, vorhandene Ressourcen müssen genutzt werden, verschüttete Ressourcen sollten durch geeignete Angebote wiederbelebt werden.

3. Strategem: Würdigung der Beziehung und Resonanz

Demenz führt zu Rückzug, der Prozess der demenziellen Erkrankung ist ein Prozess der Vereinsamung, mit den Innenwelten veröden die Quantität und Qualität sozialer Kontakte. Menschen mit Demenz brauchen kontinuierliche Beziehungen und sie brauchen über oberflächliche Kontakte hinaus Resonanz. Unter Resonanzen verstehen wir intensive Kontakte, in denen Wechselbeziehungen zwischen zwei Menschen entstehen, zwischen denen etwas hin und her schwingt. Wenn an Demenz erkrankte Menschen in kontinuierlichem Kontakt zu anderen stehen, die mit ihnen in Resonanz treten, dann verringern sich Einsamkeit und Hilflosigkeit. Wer Resonanz erfährt, fühlt sich verstanden. Dies kann das Elend der fortschreitenden Demenz nicht aufheben, es aber verringern und das Leben mit der Demenz erleichtern oder lebenswerter machen.

4. Strategem: Würdigung des Erlebens

Demenz ist nicht nur, wie wir gesehen haben, eine Verringerung der Denkleistungen, sondern ein komplexer Prozess, in dem sich das Erleben der Erkrankten verändert. Das Herz wird nicht dement, aber die Gefühle des Herzens werden durch die Demenzerkrankung und ihre Folgen beeinflusst. Deswegen ist in besonderer Weise auf das Erleben der Erkrankten und dabei vor allem auf das Befinden, die Stimmungen und die Gefühle Wert zu legen.

5. Strategem: Würdigung der Sinnlichkeit

Wer die Aufhebung der Trennung zwischen dem Gedächtnis des Herzens und dem des Denkens, wie sie die neurowissenschaftlichen Forschungsergebnisse fordern, ernst nimmt, und von einem ganzheitlichen Verständnis des Gedächtnisses als Leibgedächtnis, als Gedächtnis des Erlebens, ausgeht, muss danach Ausschau halten, wodurch dieses Gedächtnis aktiviert und unterstützt werden kann. Die hier naheliegende Antwort ist durch alle Erfahrungen eindeutig gestützt: durch Sinnlichkeit, durch die Erfahrung der Sinne. Sinneserfahrungen sind die Brücken zwischen Mensch und Umwelt, über Sinneserfahrung findet Begegnung statt, Sinneserfahrungen lassen die

Welt in den Menschen hinein und geleiten den Menschen in die Welt hinaus.

Die Orientierung des Strategems Würdigung der Sinnlichkeit muss im Einklang mit den anderen Strategemen stehen. Angebote zur Förderung der Sinnlichkeit müssen spielerisch erfolgen, dürfen keine »Trainings« mit Leistungsdruck sein, müssen an Ressourcen anknüpfen und auf Unterscheidungen zwischen »richtig« und »falsch« verzichten.

Achtsamkeit der Sinne

Alle Reize, situativen Eindrücke und Erlebnisse, mit denen wir im Laufe unseres Lebens konfrontiert werden, nehmen wir über unsere Sinne wahr. Die Gefühle, die in diesem Erleben aufkommen, und unsere Verknüpfungen zu abgespeicherten Erfahrungen entscheiden dann letztendlich, ob wir etwas davon in unser Gedächtnis aufnehmen und abspeichern. In diesem Wahrnehmungsprozess nutzt jeder Mensch die ihm zur Verfügung stehenden Sinne sehr unterschiedlich. In der Regel entwickeln wir im Laufe unseres Lebens meist nicht bewusst, sondern selbstverständlich individuelle Vorzüge und Achtsamkeiten hinsichtlich einzelner Sinne. So gibt es sehr taktile Menschen, die vieles ergreifen müssen, um es für sich begreifen und bewerten zu können. Andere nehmen vor allem über das Hören ihre Umwelt wahr und wieder andere bevorzugen den Sehsinn, den Geruchs- oder Geschmackssinn. In der Demenz verarmen durch Isolation und Rückzug ins Innere immer mehr die Möglichkeiten, die eigenen Sinne als Brücken zur Umwelt zu nutzen. Daher brauchen Menschen mit Demenz vielfältige Angebote, über die sie ihren Sinnen wieder achtsam begegnen und somit diese wieder neu aktivieren können. Das heißt für die Begleitung, dass es wichtig ist, jede Gelegenheit im Alltag aufzugreifen, damit die Betreffenden über verschiedene Sinneserfahrungen möglichst wieder an alte Erinnerungen und damit verbundene Emotionen anknüpfen können.

Draußen hatte es geschneit. Auf meinem Weg vom Auto zum Altenheim nahm ich eine Handvoll Schnee und rollte ihn zu einem festen Schneeball zusammen. Damit ging ich geradewegs zu Frau B. Als ich hereinkam, blickte sie mich erwartungsvoll an. Ich sagte, dass ich ihr etwas mitgebracht habe, und hielt ihr den Schneeball hin. Zunächst schaute sie fragend und dann berührte sie ihn vorsichtig mit einer Hand, zuckte aber sofort zurück. Sie schaute erst mich an, dann wieder den Schneeball, und lächelte plötzlich schelmisch. Sie zog meine Hand mit dem Schneeball näher an ihr Gesicht. Vorsichtig berührte sie mit der Nasenspitze den Schnee und roch dran. Dann berührte sie ihn mit den Händen und ließ die Kristalle zwischen den Fingern schmelzen. Nach einer Weile lächelte sie wieder schelmisch und leckte mit der Zunge am Schneeball. »Das haben wir früher immer gemacht, als Kinder … Und dann haben wir Schneemänner gebaut, große Schneemänner. Wir haben immer Kohlen aus dem Keller stibitzt für die Augen.« Frau B. erzählte immer weiter über Schlittenfahrten, die sie als Kinder unternommen hatten, und über ein Weihnachtsfest, als sie einen Schlitten geschenkt bekommen hatte. Während des Erzählens (der Schneeball war mittlerweile so gut wie weggeschmolzen) fuhr sie noch einige Male mit der Zunge über ihre Lippen, um dem Geschmack des Schnees nachzuspüren.

Über die sinnlichen Reaktionen auf das Angebot des Schneeballs, durch das Schauen, Berühren, Riechen und Schmecken, wurden Frau B. wieder Gefühle zugänglich, die mit szenischen

Erinnerungen und abgespeicherten Bildern verknüpft waren. Wenn solche szenischen Erinnerungen wichtig sind und, wie beschrieben, das Herz beider Beteiligten berühren, führen sie zu Erzählungen, ermöglichen Kommunikation. Angebote, die Sinne ansprechen und aktivieren, können auch dazu führen, dass sich Körperhaltungen und Gesichtsmimik verändern oder Körperkontakt aufgenommen wird. Unabhängig davon, wie Menschen mit Demenz auf sinnliche Kontaktangebote reagieren, entscheidend ist, dass wir ihre Impulse mit Worten oder Gesten aufgreifen und so den Betreffenden zeigen, dass wir sie ernst nehmen. Auf diese Weise fördern und verstärken wir ihre Impulse, die aus den Sinneskontakten entstehen.

UNSER TIPP

Angebote für die Sinne lassen sich im Alltag auf vielerlei Weise herstellen:

- Das *bewusste Riechen* von Hygieneartikeln oder Nahrungsmitteln wie Kaffee, Wurst, Käse oder Marmelade.
- Das *bewusste spürende Berühren* verschiedener Stoffe wie der Seidenbluse, die morgens ausgewählt wurde, der Baumwollhose oder der Wolldecke, die im Sessel liegt.,
- Der *gezielte Hinweis auf Geräusche* wie das laute Vogelgezwitscher am Zimmerfenster oder sonstige Alltagsgeräusche wie eine bestimmte Musik oder das Geräusch des Handmixers, der gerade nebenan benutzt wird.

Worauf wir uns innerlich einrichten müssen, ist, dass jede Art Geräusch oder Klang, jede Wahrnehmung über die Sinne, mögen wir sie selbst in der Begleitung als noch so angenehm empfinden, bei anderen Menschen, und besonders bei demenziell erkrankten Menschen, Reaktionen des Unwohlseins, des Schreckens, der Wut, Trauer oder Angst auslösen kann. Deshalb war der Hinweis darauf nicht falsch. Falsch wäre nur, die Reaktion des erkrankten Menschen nicht ernst zu nehmen oder womöglich zu ignorieren. Jede Reaktion, egal welcher Art, bedeutet gerade bei fortgeschrittener Demenz, dass wir den erkrankten Menschen erreicht und somit eine Brücke zum persönlichen Sinneserleben gefunden haben.

Nichts ist zu banal, als dass es nicht der gezielten Nutzung zur Aktivierung des Sinneserlebens lohnt. Wir müssen nur die Initiative ergreifen, die Einladung aussprechen und diese Sinneserlebnisse anbieten oder darauf hinweisen. Diese Aktivierungen bieten zudem die Chance, mögliche in Zusammenhang mit diesem Erleben stehende Fähigkeiten und Ressourcen wieder neu zu aktivieren.

Wenn wir uns das Ausmaß dessen vor Augen führen, was wir damit erreichen können, sollte es Antrieb genug sein, diese Möglichkeiten immer wieder tagtäglich zu nutzen. Ein wesentlicher Aspekt bei den Sinnesangeboten und dem Aufgreifen der emotionalen Reaktionen liegt darin, für das Erleben Raum und Zeit zu lassen. Menschen mit Demenz benötigen in der Regel mehr Zeit, bis Worte, Eindrücke, Sinnesreize etc. sie erreichen, und so kann es folglich auch länger dauern, bis sie darauf eventuell reagieren.

Bewertungstraining statt Gedächtnistraining

Wir haben beschrieben, wie wichtig die Gefühle und die mit ihnen verbundenen Prozesse der persönlichen Bewertung für das Wahrnehmen, Lernen und Erinnern sind. Ist ein Ereignis wichtig oder eher unwichtig, knüpft es an uns Vertrautem, Bekanntem an oder ist es eine ganz neue Erfahrung, mögen wir es und passt es uns oder lehnen wir es eher ab? Solche Fragen begleiten alle menschlichen Sinneswahrnehmungen bewusst oder (zumeist) unbewusst. Ihre Beantwortung prägt die Art und Weise, wie wir Menschen neue Eindrücke mit alten verbinden. Unsere Gefühlsebene und der damit verbundene persönliche Bewertungsprozess entscheiden, ob und wie wir das Erlebte aufnehmen, damit umgehen und es letztendlich möglicherweise dauerhaft abspeichern. Der Innere Ort der Bewertung, unser individuelles Bewertungssystem, entsteht im Laufe unseres Lebens. Je älter wir werden, je mehr Erfahrungen und Erleben wir unserer Biografie hinzufügen, umso ausgereifter wird unser Maßstab für alles. Er macht uns aus, wird fester Bestandteil unserer Persönlichkeit und Individualität.

Der Innere Ort der Bewertung braucht Training. Wenn er nicht oder immer weniger genutzt wird, verkümmert er. Wie sich unbenutzte Muskeln zurückbilden, bildet sich auch unser individuelles Bewertungssystem zurück, wenn es inaktiv wird oder nicht mehr aktiv sein darf. Aufgrund der entscheidenden Bedeutung des Inneren Ortes der Bewertung für das Gedächtnis ist ein Bewertungstraining viel effektiver als ein rein kognitives Gedächtnistraining, das, wie viele Studien gezeigt haben, bei Demenz nur zeitweilig hilft und keine Nachwirkungen hat. Ja, man kann sogar sagen: Bewertungstraining *ist wertschätzendes* Gedächtnistraining, denn unser Erinnern ist ein aktiver Bewertungsvorgang, wie wir in Kapitel 4 beschrieben haben. Wollen wir nun die Menschen in ihrer demenziellen Erkrankung fördernd und stützend begleiten, so müssen wir ihr Bewertungssystem reaktivieren, fördern, trainieren, wo immer es möglich ist. Dabei gilt es, an den Sinneserfahrungen anzuknüpfen und sie mit der Förderung innerer Bewertungsprozesse zu verknüpfen.

So wissen zum Beispiel die Hände von Frau M. trotz des Verlustes kognitiver Fähigkeiten beim Anblick und Fühlen der Kartoffeln und des Schälmessers genau, was zu tun ist. Sie entscheidet zwischen »guten« und »faulen« Kartoffeln und weiß genau, ob eine Kartoffel »richtig« geschält ist.
Frau L. sitzt, während wir Plätzchen ausstechen, anfangs eher unbeteiligt mit am Tisch. Als die Kekse dann im Backofen sind und der Duft sich verbreitet, fängt sie plötzlich an zu strahlen. Sie riecht die frisch gebackenen Kekse, ihr sehr vertraute szenische Bilder früherer »Backkünste« und bestimmter Situationen werden darüber wieder lebendig, das Erlebte verbindet sie offensichtlich mit positiven Gefühlen. Dadurch fallen ihr längst vergessene Rezepte ein, Rezepte, die ihre Rezepte waren, die sie liebte und auf die sie stolz war und von denen sie nun – sonst eher nur schweigsam dabei sitzend – auf einmal strahlend erzählt.

Es ist wichtig, den an Demenz erkrankten Menschen bei diesen Angeboten immer wieder eigene Bewertungen zu ermöglichen, auch wenn wir die Antworten eventuell vorher schon zu kennen glauben. Dies geschieht über einfache Fragestellungen wie: »Mögen Sie das oder mögen Sie es nicht?«, »Kennen Sie das?«. Um beim Beispiel des Backens zu bleiben: »Was haben Sie gern gebacken?«, »Welches Rezept können Sie besonders gut?«, »Welche Plätzchen essen Sie besonders gern?« …

Menschen mit Demenz können uns zumeist unsere Fragen, was sie wollen und was sie mögen, nicht so beantworten, wie wir das bei Nichterkrankten gewohnt sind. Doch sie beantworten sie – auf ihre Weise. Sie sagen vielleicht nicht mit Worten »Nein«, aber sie schauen weg, wenden den Kopf ab, schieben das Essen beiseite oder verändern ihren Stimmfall ins Brummeln. Sie antworten mit ihren Gesten, mit dem Körper, mit ihrer Haltung, vielleicht unverständlich oder schwer zu verstehen, aber sie antworten (siehe Kapitel 6). Das ist wichtig zu wissen und zu respektieren. Fast immer dauert ein solches Antworten länger, als wenn sie einfach »Nein« oder »Ja« sagen würden. Die Bewertungen der Menschen mit fortgeschrittener Demenz wahrzunehmen und ihnen Achtung zu erweisen braucht deshalb Achtsamkeit und Zeit. Stellen Sie sich bitte vor, der Mensch mit fortgeschrittener Demenz lebt in Zeitlupe und Sie in normaler Zeit – Sie müssen Ihren Aufmerksamkeitsfilm verlangsamen, um seine Bewertungen mitzubekommen. Würdigend und wertschätzend zu begleiten heißt, sich Zeit für die Frage, ob jemand etwas mag oder nicht mag, zu nehmen und dem Gegenüber dann auch Zeit für die Antwort zu geben.

Eigene Bewertungen zu ermöglichen, ist immer auch Gedächtnistraining. Doch anders als beim rein kognitiven Gedächtnistraining geht es dabei nicht um das Abfragen von Wissen und um zu erbringende Leistungen, sondern um persönliche Bewertungen und das damit verbundene individuelle Erleben. So werden die Betroffenen nicht mit ihren Grenzen, nicht mit ihrem Unwissen, nicht mit ihren Unzulänglichkeiten konfrontiert und darüber Gefühlen der Wertlosigkeit und der Scham ausgeliefert mit der Folge zunehmenden Rückzugs und damit oftmals verbundenen schnelleren Fortschreitens der demenziellen Erkrankung. Stattdessen setzt das Bewertungstraining an den Fähigkeiten und Ressourcen der Menschen an und stärkt und fördert sie.

Das Bewertungstraining schafft Zugänge zum Erleben und baut Brücken zu damit zusammenhängenden und verloren geglaubten Kenntnissen und Fähigkeiten. Die persönlichen Bewertungen ermöglichen den Betreffenden, die eigene Individualität und ihr Selbst wieder zu spüren. Zu entscheiden, ob ich etwas mag, ob mir etwas gefällt, hat mit mir, meiner Lebensgeschichte und meiner Persönlichkeit zu tun. Das eröffnet für den an Demenz erkrankten Menschen die Chance, wieder persönliche Zugänge zu sich, seinem Erleben und darüber dann auch wieder zur Außenwelt zu bekommen.

In der Begleitung kann es nicht nur für die Betreffenden, sondern auch für uns Begleitende sehr bereichernd sein, die so neu gewonnene Lebensqualität für den Einzelnen mitzuerleben!

Resonanzen des Herzens

Die Begleitung demenzkranker Menschen stellt uns vielfach vor große Herausforderungen. Ob als Angehöriger, als ehrenamtlicher oder als professionell Begleitender sehen wir uns häufig mit einem gebündelten Paket an Gefühlen wie Hilflosigkeit, Ängsten, Unsicherheit, Scham usw. konfrontiert. Hinzu kommt, dass die Betroffenen ihre Bedürfnisse oftmals nicht mehr klar ausdrücken können und diese sich uns vielfach nur sehr diffus zeigen.

Frau L. saß in der Wohnküche und rief immer wieder: »Schwester … Schwester!« Die Mitarbeiterin fragte nach, was sie möchte, und bekam als Antwort nur einen fragenden Blick. Als sie Frau L. fragte, ob sie Durst habe, schaute diese sie weiterhin nur fragend an. Die Mitarbeiterin stellte ihr daraufhin ein Glas mit Saft hin. Frau L. blickte auf das Glas und dann wieder fragend die Mitarbeiterin an. Diese ermunterte sie zu trinken. Frau L. nahm das Glas und trank. Die Mitarbeiterin ging weg. Nach kurzer Zeit fing das Rufen wieder an: »Schwester … Schwester!«

Es ist manchmal sehr schwer herauszufinden, welche Bedürfnisse hinter den uns gezeigten Reaktionen stehen. Uns bleibt meistens nichts anderes, als verschiedene Angebote auszuprobieren. Eine große Chance liegt nun für Begleitende darin, in solchen Situationen auf die eigenen Resonanzen zu hören. Damit meinen wir, dass Sie in sich nachspüren, welche Gefühle, Stimmungen oder körperliche Regungen in Ihnen aufkommen, während Sie das Geschehen wahrnehmen. Werden Sie zum Beispiel traurig, wenn Sie zuhören, fühlen Sie sich hilflos oder spüren Sie eher Einsamkeit?

Bei dem oben genannten Beispiel würde das bedeuten, sich zu fragen: Welche Gefühle spüre ich in mir, wenn ich dem Rufen von Frau L. zuhöre? Wie klingt es in mir nach, was spüre und fühle ich dabei? Welches innere Bild entsteht in mir? Woran erinnert es mich? Werde ich traurig oder spüre ich eher etwas Forderndes? Kommt bei mir Wut an oder eher Ängstlichkeit?

Das, was Sie dann fühlen und spüren, ist Ihre Resonanz. Das Wort Resonanz kommt von dem lateinischen »resonare« und bedeutet »hin und her schwingen«. In der Resonanz schwingt etwas zwischen den beteiligten Menschen hin und her. Dies geschieht zum Teil über Spiegelneuronen im Gehirn, die Menschen befähigen, sich in andere hineinzuversetzen und deren Glück und deren Schmerzen mitzuempfinden. Diese Resonanzen geben uns oft wertvolle Hinweise auf mögliche Bedürfnisse hinter dem gezeigten Verhalten, auf unsagbare Gefühle, auf Sehnsüchte und Wünsche der Betroffenen (siehe dazu auch Kapitel 2). Spüren wir als Reaktion auf das Rufen von Frau L. in uns Hilflosigkeit, so liegt der Verdacht nahe, dass sich auch Frau L. hilflos fühlt. Wir können dem nachgehen und versuchsweise diese Vermutung aussprechen: »Frau L., ich glaube, Sie fühlen sich hilflos. Ich versichere Ihnen, dass ich Ihnen gerne helfe.« Vielleicht tut es Frau L. gut, sich so verstanden zu fühlen, vielleicht hilft es ihr in dieser beispielhaften Situation, in der sie fragend guckt und vielleicht die Welt oder sich nicht mehr versteht, mehr als ein Glas Saft, wenn ihre Hand für eine kleine Weile gehalten wird.

Unsere Resonanzen lassen uns häufig intuitiv handeln. Uns fällt etwas ein, was wir tun möchten. Wir haben einen Impuls, von dem wir glauben, dass er jetzt guttun oder helfen würde – wenn wir denn nicht »schnell, schnell« darüber weggehen oder meinen, handeln zu müssen. Dieser Impuls kann darin bestehen, sich kurz zu einem Menschen mit Demenz zu setzen oder mit einer erkrankten Person angemessenen Körperkontakt aufzunehmen, eine Tasse warmen Tee oder eine wärmende Decke anzubieten, die ein Stück Geborgenheit geben kann. Die aufkommenden Impulse sind genauso vielseitig, wie die möglichen Bedürfnisse der Betroffenen.

Wir handeln so bei vielen Gelegenheiten und reagieren oft schon automatisch. Wir nehmen etwas wahr, sehen etwas, hören etwas und spüren unsere Resonanz, und unsere Intuition lässt uns handeln, ohne dass wir lange darüber nachdenken. Wir spüren intuitiv über die Resonanzen unseres Herzens, was wichtig und angebracht ist.

In der Begleitung von Menschen mit Demenz gilt es, diese Fähigkeit zu erkennen, sie wertzuschätzen und sie bewusst zum gezielten Ausgangspunkt unseres Handelns zu machen.

Frau K. schreit. Immer wieder. Immer häufiger und immer länger Manchmal ununterbrochen. Oft: »Hilfe! Hilfe!« Oft auch nur: »Aaaaaaah!« Viele haben zu helfen versucht, mit Trost, mit Zuspruch, mit Strenge und mit liebevoller Zuwendung. Alles vergeblich.
Ich setze mich in ihr Zimmer und schließe die Augen. Ich will meine Resonanz nutzen, um vielleicht doch einen Zugang zu ihrer

Not zu finden. Ich höre ihr Schreien und spüre, wie mir körperlich immer enger wird. Ich beginne zu frieren. Ich fühle mich eingesperrt und bekomme Angst. Mein Herz beginnt schneller zu schlagen. Fernsehbilder aus Tschetschenien entstehen in mir, Bilder und Klänge des Krieges …
Ich öffne die Augen, atme tief durch und gehe zu Frau K. Ich nehme ihre Hand und sage: »Frau K., ich weiß nicht, worin Ihre Angst besteht. Ich spüre aber Ihre Not. Vielleicht kommen Ihre Not und Ihre Schreie aus den Zeiten des Krieges. Vielleicht waren Sie in kalten Kellern eingesperrt und hatten Angst vor Bomben oder vor Soldaten. Damals durften Sie nicht schreien. Jetzt können Sie es, jetzt können die Schreie aus Ihnen heraus – und das ist gut so.«
Während ich sprach, wird sie leiser und ihr Schreien geht in ein Wimmern über. Ich fahre fort: »Damals waren Sie wahrscheinlich klein und allein, niemand konnte Ihnen helfen. Jetzt sind Sie nicht mehr allein, jetzt bin ich da und jetzt sind andere da. Wir passen auf Sie auf, dass Ihnen so etwas nicht mehr passiert.«
Sie wird noch ruhiger und ergreift auch mit der anderen Hand meine Hand und drückt sie, zitternd. Ich rede weiter mit ihr und hole ihr schließlich eine Decke gegen die Kälte.

Nicht immer gelingt es, über die eigenen Resonanzen Zugänge zu anscheinend unerreichbaren Menschen zu finden. Doch manchmal doch – und deshalb ist es immer einen Versuch wert.

Dadurch, dass das Erleben und die Ausdrucksformen der Demenz so unterschiedlich sind, müssen die jeweils angemessenen stützenden und fördernden Begleitungen auch unterschiedlich gestaltet werden. Es gibt keine Handlungsrezepte, die immer passen. Viele, die demenzkranke Menschen begleiten, wünschen sich solche Rezepte, weil sie sich oftmals selbst überfordert und hilflos fühlen. Doch leider funktioniert das so nicht. Ganz im Gegenteil. Bei Pauschalierungen und Verallgemeinerungen besteht eher die Gefahr, dass das persönliche Erleben und die individuellen Bedürfnisse der Betroffenen aus unserem Blickfeld geraten. Eine Folge ist dann, dass die Erkrankten sich immer mehr in ihre Innenwelten zurückziehen, überhaupt keinen Zugang mehr zu noch vorhandenen Fähigkeiten und Kompetenzen haben und den Kontakt zur Außenwelt gänzlich verlieren.

Die Begleitenden sind darauf angewiesen, ihren Intuitionen zu folgen, den Resonanzen ihrer Herzen auf das Erlebte nachzuspüren und daraus resultierende Impulse und Ideen für mögliche begleitende Angebote zu nutzen. Das bedeutet in der Konsequenz auch, dass wir gerade bei fortgeschrittener Demenz der uns Anvertrauten oftmals umso mehr ausprobieren müssen, bis wir das scheinbar richtige Angebot, die richtige Brücke, gefunden haben. Manchmal gestaltet sich ein solches Ausprobieren wie die Suche nach der berühmten Stecknadel im Heuhaufen. Doch es lohnt immer, auch noch so kleine Resonanzen und daraus resultierende Impulse in uns aufzugreifen, wenn wir ein würdiges und würdigendes Miteinander leben wollen. Haben wir eventuell schon verschiedene, offensichtlich nicht stimmige Angebote gemacht, so kann es sehr hilfreich sein, kurz aus der bestehenden Situation herauszugehen. Aus einem neuen Blickwinkel, mit einem Moment des Durchatmens, fällt es manchmal leichter, wieder neu nachspüren zu können und auch neuen Impulsen Raum zu geben. Ob diese dann passend oder unpassend sind, zeigen uns die Betroffenen sowieso auf ihre eigene, aber unmissverständliche Weise. Es gilt somit immer wieder aufs Neue, den eigenen Resonanzen des Herzens nachzuspüren!

Würdigende Biografiearbeit

Wenn Sie an Ihr Leben zurückdenken, dann werden Ihnen verschiedene Szenen einfallen, die Ihnen besonders wichtig waren, im Guten wie im Schlechten, vielleicht die Hochzeit oder eine Trennung, der Krankenhausaufenthalt Ihres Kindes oder dessen Geburt, ein Autounfall, der Umzug aus einem anderen Ort und die Puppe, die Sie überraschend zu Weihnachten geschenkt bekamen … Eine solche Aneinanderreihung von Szenen und Erlebnissen macht Ihre Biografie aus, wie sie für Sie subjektiv wichtig ist. Sie sortieren und erinnern sich nicht in erster Linie nach Jahreszahlen oder objektiven Daten, sondern nach dem, was für Sie besondere Bedeutung hat.

Professionelle Biografiearbeit, wie wir sie verstehen, setzt sich nicht nur aus der Sammlung von Daten und Fakten wie Anzahl der Kinder, erlernter Beruf, Familienstand, Hobbys u.Ä. zusammen, sondern schließt als wesentlichen Kern das subjektive Erleben des Betroffenen mit ein. Will ich eine den Menschen und seine Lebensgeschichte würdigende Begleitung, so lassen sich biografische Daten und individuelles Erleben nicht trennen.

Biografien in diesem Sinn sind nicht tabellarische Lebensläufe, sondern subjektiv gewichtete Biografien des Erlebens. Individuelle Bewertungen sind wichtiger als Fakten.

Das Wissen um solche bedeutsamen Elemente in den jeweiligen Biografien von an Demenz erkrankten Menschen erweitert für die Begleitenden den Blick auf die vielfältigen Chancen möglicher Wege der Kontaktaufnahme. Doch oft fragen wir Begleitenden nicht oder zu wenig. Und wenn wir fragen, können uns manche erkrankte Menschen nicht mehr davon erzählen, was für sie biografisch bedeutsam war. Entscheidende biografische Hinweise können wir dann über deren Reaktionen auf bestimmte Szenen oder in bestimmten Momenten im alltäglichen Geschehen bekommen, so wie in dem eingangs erwähnten Beispiel, in dem uns die an Demenz erkrankte Frau über den gemeinsamen Tangotanz von der Bedeutung des Tanzes für ihr Leben erzählt hat.

Angehörige sind Teil der Biografie der erkrankten Menschen und teilen somit viel Wissen. Professionell Begleitenden dient eine erlebensorientierte biografische Sammlung als Basis, sich ein Bild über das persönliche Erleben des Betroffenen zu machen und dieses Wissen dann letztendlich für gezielte fördernde und stützende Angebote im Alltag zu nutzen. Um ein möglichst umfangreiches und individuelles Bild unseres Gegenübers zu erhalten, gliedert sich eine Sammlung biografischer erlebenswichtiger Daten aus unserer Sicht in drei sich ergänzende Bereiche.

1. Faktisch-biografisch erlebensrelevante Daten

Dazu gehören Familienstand, Beruf, Wohnort, Lebensumstände usw. ebenso wie das Erleben im Zusammenhang mit wichtigen Lebensereignissen wie zum Beispiel Flucht, familiäre Verluste, Berufswahl etc. Nicht nur die Ereignisse sind wichtig, sondern vor allem die Bedeutsamkeit für das Leben des erkrankten Menschen. Wenn ein Betroffener den Wunschberuf nie ausüben konnte, da er bedingt durch Kriegsjahre nie die Chance einer Wahl hatte. Oder wenn eine Angehörige erzählt, dass sich ihr Vater nach dem Tod seiner Frau »sehr verändert« hat, dann ist das wichtiger als das Jahr, in dem er Witwer wurde. Vor allem Veränderungen in den Lebensbedingungen sind für eine würdigende Biografiearbeit von besonderer Bedeutung, denn sie können oft verändernde Spuren in Menschen hinterlassen.

2. Individuelle Prägungen, Neigungen und Vorliebe

Diese persönlichen Prägungen entwickeln sich prozesshaft im Laufe unseres Lebens und stellen einen großen Bereich unserer Identität dar. Sie sind in unser Leibgedächtnis eingegangen und bilden dessen Grundlage. Setzen sich professionelle Begleiter/innen damit auseinander, so erhalten sie zahlreiche Hinweise für eine individuelle stützende und fördernde Begleitung von an Demenz erkrankten Menschen im Alltag, um den Grundbedürfnissen nach Identität, Liebe, Bindung, Trost, Beschäftigung und Einbeziehung auch individuell gerecht zu werden. Zu diesen Prägungen gehören die persönlichen Moralvorstellungen, Werte und Normen. Darunter fallen Wertvorstellungen hinsichtlich des Berufes, des zwischenmenschlichen Umgangs und auch persönlicher Leistungen. Hinzu kommen kulturelle Prägungen aus der Zeitgeschichte, in der die betreffende Person aufwuchs, und die Bedeutung der Religiosität für den einzelnen Menschen. Zu beachten sind auch die besonderen Interessen, wie Hobbys und persönliche Vorlieben hinsichtlich des Essens, der Musik und des Kleidungsstils oder auch ein besonderes Engagement für bestimmte ehrenamtliche Tätigkeiten; oder das, was im Leben sinnvoll war oder als sinnvoll empfunden wurde wie der große Nutzgarten, aus dem mit »Selbstgemachtem« die ganze Familie versorgt wurde.

Eine Mitarbeiterin erzählt: »Frau B. mag es, zu dem Rock eine Hose anzuziehen. Viele Kolleg/innen versuchen immer wieder, ihr das auszureden, weil es für sie nicht passe. Frau B. wird dann immer sehr böse, fängt an zu schimpfen und droht auch schon einmal mit dem Handstock. Ich denke, sie ist es wohl von früher so gewohnt, dass sie unter dem Rock immer eine lange Hose getragen hat.«

Wir Menschen sind alle gewohnheitsliebend. So entwickeln wir im Laufe unseres Lebens auch persönliche Rituale und eben Gewohnheiten. Rituale bedeuten immer auch ein Stück Identität. Zu den kulturellen religiösen Ritualen, die wir oft vor allem über das Familienleben zu bestimmten Festen und Feiern kennengelernt haben, kommen zahlreiche alltägliche persönliche Rituale hinzu, die uns ein großes Wohlempfinden und auch viel Sicherheit und Vertrautheit geben und an denen wir oft persönliche Lebensqualität messen.

So eine Kollegin: »Ich brauche morgens nach dem Aufstehen noch im Schlafanzug erst mal eine Tasse Kaffee, sonst ist der ganze Tag gelaufen.« Eine andere: »Abends im Bett brauche ich meine Tasse warme Milch, sonst kann ich nicht einschlafen.«

Zu diesen individuellen »Riten« gehören auch Abläufe und Gewohnheiten hinsichtlich des Kleidungsstils oder der Mahlzeiten.

So erzählt eine Bewohnerin: »Ich habe nie etwas zum Essen getrunken. Meistens habe ich mir vorher einen Gemüsesaft gemacht. Den habe ich oft selbst gepresst und dann vorher getrunken, aber nie zum Essen.«

Für den Betreffenden oft sehr wichtig können persönliche Gewohnheiten sein wie zum Beispiel die individuelle Gestaltung einzelner Bereiche in der Wohnung. Gab es einen »Lieblingsplatz«, der auf ganz persönliche Art und Weise gestaltet wurde, wie der Fernsehsessel oder der Essplatz? Welche Bedeutung hatte der Platz, war er ein Ort des Rückzugs? Ein Platz der Gemütlichkeit? Ein Ort des Gesprächs? Oder war er wichtig, weil man von dort aus alles gut im Blick hatte?

Frau D. liebte es, am Fenster zu sitzen. Von dort hatte sie immer alles gut im Blick. Damit es schön bequem war, hatte sie ihr gehäkeltes Kissen im Rücken und eine Wolldecke neben sich, die sie bei Bedarf über ihre Beine legen konnte.

Eine Gewohnheit kann auch die Art und Weise sein, wie eine Frau die Brille abends weglegt, um sicher sein zu können, dass sie sie morgens gut wiederfindet. Für den alten Herrn ist das Glas Wasser auf dem Nachttisch wichtig, das immer dort stehen muss, falls er nachts Durst bekommt. Auch hier kann es für mich als Begleitende hilfreich sein, genau die emotionalen Reaktionen zu beobachten und mögliche Zusammenhänge abzuleiten, zum Beispiel eine aufkommende Unruhe, sobald ich Anstalten mache, das Zimmer von Herrn V. zu verlassen, ohne ihm sein Glas Wasser auf den Nachttisch gestellt zu haben. Oder die deutliche Fahrigkeit in den Bewegungen von Frau Z. zu registrieren, wenn ich ihr die Brille abnehme und auf die Ablage am Waschbecken lege, und ihr Ruhigerwerden, wenn ich sie ihr in die Hand gebe und dabei helfe, sie auf den Couchtisch neben ihrem Sessel zu platzieren.

Wichtig ist, bekannte persönliche Abläufe möglichst detailliert, respektvoll und transparent für alle Begleitenden festzuhalten, da schon »kleine« Abweichungen vom Gewohnten gerade bei Menschen mit Demenz »große« Reaktionen wie Verstärkung der Verwirrung oder intensiven Einsatz ihrer Bewältigungsstrategien (s. Kap. 3) auslösen können.

3. Körperliche und emotionale Identität

Sie beschreibt die körperliche und emotionale Verfassung und differenziert, wie sie früher war und erlebt wurde und heute wird. Gab es besondere Einschränkungen oder lebensbedrohende Erkrankungen? Wie ist die körperliche Verfassung heute, wie wird der eigene Körper erlebt, wie wird mit den Einschränkungen umgegangen? Da das Älterwerden immer auch ein Prozess des Loslassens und oftmals gesundheitlicher Veränderungen ist und wir Menschen emotional sehr unterschiedlich damit umgehen, finden sich hier schon wesentliche Hinweise im Hinblick auf die Persönlichkeit des Betreffenden. Eine demenzkranke Frau sagt wiederholt: »Zum Krankwerden hab ich keine Zeit!« Dies spricht für eine Biografie, in der für Leiden und Gesunden wenig Raum war. Sie wird voraussichtlich versuchen, ihre Demenzerkrankung zu ignorieren, und eher keine Hilfe annehmen. Ihr wird es wahrscheinlich auch umso schwerer fallen, eigene Grenzen anzunehmen, und ihre Bewältigungsstrategien wird sie umso intensiver ausleben. Um den dementen Menschen in seiner Ganzheit als Persönlichkeit mit individueller Biografie zu würdigen, sollten die im Alltag beobachtbaren leiblichen Reaktionen aufgegriffen werden: Verhaltensweisen in bestimmten Szenen und Momenten des Alltags, Reaktionen auf bestimmte Sinnesreize und Atmosphären. Nehmen wir verstörende Reaktionen wahr, gilt es achtsam dafür zu sein, worin die Auslöser für diese körperlichen Reaktionen und Verhaltensweisen bestanden haben könnten, welche Gefühle und Erinnerungen sie ausgelöst und welche möglichen Ressourcen darin enthalten sein könnten.

Frau M. wird immer sehr ängstlich und unruhig bei Donner und anderen lauten Geräuschen. Sie »singt dagegen an« und nimmt gerne die Hand der Betreuerin.

Frau B. zuckt zusammen, wenn der Zivildienstleistende kommt. Sie löst sich aus ihrem Erschrecken und schützt sich, indem sie mit der Hand eine abwehrende Geste macht.

Frau H. hebt den Kopf und nimmt Blickkontakt auf, wenn sie Kaffee riecht. Ihr Geruchssinn ist ansprechbar, holt sie aus der Verlorenheit und ermöglicht über den Blickkontakt weitere Kontaktangebote.

Vertrautheit

Erst wenn ich verstehe, dass auf allen Ebenen des Leibgedächtnisses Zugänge zum Erleben demenzkranker Menschen entstehen können, werde ich in der Begleitung sensibilisiert, Reaktionen auf bestimmte Szenen, Atmosphären, Bilder, Düfte, taktile Reize usw. aufzugreifen, um sie dann gezielt zu nutzen. Dies ist insbesondere wichtig, um Vertrautheit zu fördern und zu unterstützen.

Vertrautheit ist in der Arbeit mit Menschen mit Demenz ein besonders wichtiges Thema. In doppelter Hinsicht: Einerseits fördert der Verlust von Vertrautheit die Demenz (Verlust der Heimat, Wohnung, Angehöriger usw.), andererseits suchen Menschen mit Demenz intensiv nach Vertrautem und lassen sich darüber besonders gut erreichen (Bosch 1998). Wenn wir noch einmal betrachten, wie das Leibgedächtnis funktioniert, so begegnen wir auch dabei der besonderen Bedeutung des Vertrauten. Jede neue Erfahrung wird im Leibgedächtnis unbewusst mit früheren Erfahrungen abgeglichen. Wenn Sie einen Kaffee kochen, werden Sie nicht in Ihrem kognitiven bzw. expliziten Gedächtnis kramen, um sich daran zu erinnern, wie und wann Sie gelernt haben, wie man Kaffee kocht. Nein, Sie werden gar nicht bewusst nachdenken, sondern auf Ihr implizites, Ihr Leibgedächtnis vertrauen. Sie wissen, wie man Kaffee kocht, Ihre Hände wissen, wonach sie greifen müssen, wie viel Löffel Kaffee Sie in den Filter tun müssen, weil Ihnen dieser

Vorgang vertraut ist. Ihr Leibgedächtnis erinnert sich, dass und wie Sie Kaffee gekocht haben, nicht, um in Erinnerungen zu schwelgen, sondern um das Vertraute mit dem im Hier und Jetzt zu Tuenden abzugleichen.

Das Leibgedächtnis verbindet also Vertrautes mit dem, was Sie gerade tun. Wenn Sie nun vor einer Ihnen unbekannten Art Kaffeemaschine stehen und mit irgendwelchen Pads Kaffee kochen sollen, werden Sie zumindest anfangs verwirrt sein. So geht es Menschen mit Demenz in gesteigerter Form, wenn sie Vertrautes verlieren, zum Beispiel ihre Wohnung, ihren Partner oder ihre Partnerin, ihre Möbel. Sie sind verwirrt oder ihre Verwirrung verstärkt sich. Um die neuartige Kaffeemaschine bedienen zu können, brauchen Sie Ihre kognitiven Fähigkeiten, indem Sie die Gebrauchsanweisung studieren. Vielleicht gelingt das, vielleicht geben Sie aber auf und beschließen, heute keinen Kaffee trinken zu wollen.

Menschen mit Demenz können nicht die Gebrauchsanweisung studieren und die dafür notwendigen Zusammenhänge herstellen. Diese Fähigkeit haben die meisten von ihnen nicht mehr. Sie sind deshalb unbeholfen und reagieren mit Rückzug und immer stärkerer Verwirrung, je mehr Unbekanntes ihnen begegnet. Folglich ist es notwendig, so viel Vertrautheit wie möglich zu erhalten bzw. so viele vertraute Bezüge wie möglich neu zu schaffen oder wiederherzustellen.

Vielfach laden Fotos oder Bilder, die in den Zimmern der Betreffenden hängen oder stehen, dazu ein, Anknüpfungspunkte zu finden für Fragen und Antworten nach dem, was den Menschen vertraute Bezüge sind oder waren. Je nachdem, wie weit entfernt oder wie hoch sie hängen, kann es außerdem unterstützend und hilfreich sein, sie näher auf Augenhöhe vom Lieblingsplatz aus gesehen heranzuholen, sodass sie dadurch eher wahrgenommen werden. Manchmal sind es auch gewohnte Bewegungen, vertraute Rituale, die an bestimmte Szenen und damit verbundene Atmosphären erinnern, die das Leibgedächtnis ansprechen und Gefühle der Vertrautheit aufkommen lassen.

Herr K. (fortgeschritten dement) wurde nach dem Frühstück immer sehr unruhig. Oft stand er auf und lief suchend umher. Einer spontanen Eingebung folgend bot eine Mitarbeiterin ihm eines Morgens ihre Tageszeitung an, die sie von zu Hause mitgebracht hatte. Herr K. war zunächst irritiert und schaute abwechselnd die Zeitung und dann sie an. Die Mitarbeiterin bot ihm an, die Zeitung an seinen Platz am Tisch zu legen. Nachdem sie dies getan hatte, ging Herr K. zum Tisch und setzte sich. Er schob nun alles, was ihm auf dem Tisch im Weg schien, zur Seite und legte sich die Zeitung zurecht. Dann nahm er sie in die Hand. Wieder wurde sein Blick suchend und seine Hände gingen mehrmals zum Gesicht. Die Mitarbeiterin griff diese Geste auf und fragte nach seiner Brille. Herr K. blickte sie fragend an. Die Mitarbeiterin holte aus dem Zimmer die Brille und gab sie ihm. Herr K. nahm die Brille, setzte sie auf und legte sich dann die Zeitung auf dem Tisch zurecht. Er konzentrierte sich nun voll und ganz darauf, in der Zeitung genüsslich zu blättern, sie neu zusammenzufalten und wieder aufzuschlagen, die Seiten erneut umzublättern usw. Zwischendurch blickte er immer wieder einmal konzentriert auf die eine oder andere Stelle in der Zeitung. Dass er das Gedruckte nicht mehr bewusst wahrnahm, zeigte sich daran, dass er die Zeitung manchmal verkehrt herum hielt. Er erweckte dennoch den Anschein, als wenn er interessiert lesen würde. Das Geschehen um ihn herum in der Wohnküche ging weiter seinen gewohnten Lauf. Herr K. blickte zwischendurch immer mal wieder lächelnd hoch, um anschließend sich wieder voll und ganz dem Blättern in seiner Zeitung zu widmen.

Solche Angebote, die ihren Wert darin haben, Vertrautheit und Sicherheit zu schaffen, konfrontieren nicht mit Grenzen und Defiziten. Sie geben Raum, die vorhandenen Ressourcen zu nutzen und auszuleben. Sie sind nicht an beschämendem Mangel orientiert, sondern erlauben in einem atmosphärisch sicheren und unterstützendem Rahmen das »So-Sein« eines Menschen. So, wie es ist, hat es seine Richtigkeit, so darf es sein.

Sie, die Pflegenden und Begleitenden, finden Ideen und Anregungen zu Angeboten wahrscheinlich am ehesten dann, wenn Sie sich in Erinnerung rufen, welche Reize, Gegenstände, Atmosphären etc. ihr Leibgedächtnis ansprechen, ihr Herz berühren und die Gewissheit der Vertrautheit auslösen.

Vielleicht ist das die Kuscheldecke oder die Wärmflasche, die Nähe, Geborgenheit und Trost vermitteln, oder der Herbstblumenstrauß, der die Erinnerung an glückliche Momente gemeinsamer Spaziergänge mit den Eltern heraufbeschwört und lebendig werden lässt.

Nicht zu unterschätzen für an Demenz erkrankte Menschen sind »heimelige« Alltagsbewegungen und -handlungen wie das Silber zu putzen, weil es eine alte Frau vielleicht an die Zeiten erinnert, die sie mit ihrer Schwester plaudernd verbracht hat. Oder es ist die Flasche Malzbier, die sie sich früher gegönnt hat, wenn ihr alles zu viel wurde, und die ihr jetzt das vertraut-ersehnte Gefühl vermittelt, ein Recht darauf zu haben, zur Ruhe zu kommen.

Ihre Resonanz, Ihre Resonanzbereitschaft und -fähigkeit, die sich unter anderem in solchen individuellen Angeboten widerspiegelt, baut Brücken und Zugänge der Vertrautheit zum Selbstvertrauen und zum Herzen demenzkranker Menschen.

8 Vom Nutzen Spürender Begegnungen für Erkrankte und Pflegende

Was sind Spürende Begegnungen?

»Was hat die Frau Meierle heute nur?«, dachte Elisabeth L., Altenpflegerin, »Sie starrt mich heute so seltsam an.« Der Blick von Frau Meierle war ihr unbehaglich und machte ihr Angst, obwohl sie die 84-jährige Dame eigentlich gut leiden konnte. Aber heute war in diesem Blick etwas Besonderes, das sie dazu brachte, dem Blick auszuweichen und den Kontakt zu meiden.

Doch Frau Meierle ließ nicht nach. Als Elisabeth L. sie beim Mittagstisch wieder traf und Frau Meierle sie erblickte, hörte diese sofort auf zu essen und begann, sie weiter anzustarren. Elisabeth L. bemerkte, als sie einige Sekunden lang genauer hinschaute, dass in dem Blick vieles enthalten war. Da waren Groll und Forderung, aber auch Sehnsucht und viele Fragezeichen. Sie spürte, dass es dieser Groll und die Forderung waren, die sie veranlasst hatten, wegzuschauen und dem Blick von Frau Meierle auszuweichen. Als sie nun noch die Sehnsucht und die Fragezeichen bemerkte, gab sie sich einen inneren Ruck und setzte sich Frau Meierle gegenüber an den Tisch. Sie schaute sie an, berührte ihre Hände und sagte: »Hallo, Frau Meierle. Ich bin da. Wie geht es Ihnen?« Sofort löste sich die Starrheit des Blicks von Frau Meierle, ihre Augen wurden feucht und weich und sie lächelte …

Solche und ähnliche Geschichten ereignen sich fortwährend, wenn sich Pflegende und alte Menschen begegnen. Die Besonderheit dieser Begegnung besteht darin, dass ergänzend zu den Worten von Elisabeth L. an Frau Meierle das Entscheidende die sinnlich-emotionalen Begegnungen ohne Worte sind. Hier über das Schauen und schließlich über das Greifen der Hand. Es geht hier weniger um die verbale Begegnung, sondern um Begegnungen, die über die Worte hinausreichen und auch ohne Worte spürbar sind. Deswegen nennen wir sie Spürende Begegnungen.

Spürende Begegnungen sind Begegnungen des Erlebens, des Leibes. Mit »Leib« wird der sich und seine Welt spürende und erlebende Mensch bezeichnet. So entstand die Begegnung der Blicke zwischen Elisabeth L. und Frau Meierle nicht als bewusster Akt, als reflektierter Prozess des Denkens, sondern als unbewusste Wechselwirkung. Das Erleben von Frau Meierle, das sich in ihrem starren Blick ausdrückte, berührte Elisabeth L., »machte etwas mit ihr«, rief Resonanzen hervor, beeinflusste auch ihre Gefühle (sie fühlte sich unbehaglich) und ihr Verhalten (sie schaute weg).

Solche Begegnungen bedürfen nicht des Denkens, schließen es aber auch nicht aus. Am Anfang vollzog sich der Kontakt zwischen Frau Meierle und Elisabeth L., ohne dass beide darüber nachdachten. Sie begegneten sich im Schauen und dies rief Gefühle wie Angst hervor und Befinden wie Unbehaglichkeit. Später erst dachte Elisabeth L. darüber nach und aus diesem Nachdenken entstand der Impuls, genauer hinzuschauen. Aus dem Spüren, das sich durch dieses Hinschauen entwickelte, fasste sie den Entschluss, den Blick von Frau

Meierle zu erwidern, und ging infolgedessen zu ihrem Tisch. Hier sind bewusste Akte des Wahrnehmens und Denkens eingebettet in das Erleben. Das Erleben ist immer vorhanden und bedarf nicht der denkenden Reflexion. Wenn das Denken die Spürenden Begegnungen beachtet, ernst nimmt und aufgreift, können daraus neue Impulse der Begegnung entstehen, so wie die zwischen Frau Elisabeth L. und Frau Meierle. Es lohnt sich also, sich mit den Leibbewegungen, den Spürenden Begegnungen zu beschäftigen und sie zu reflektieren, um genau solche Erfahrungen in der Begleitung von Menschen mit demenziellen Erkrankungen gezielt nutzen zu können. Insbesondere Menschen, die an einer Depression oder Demenzform erkranken, sind oft über Worte allein nicht zu erreichen. Hier können Spürende Begegnungen der Schlüssel zur Kontaktaufnahme sein und oft sogar der einzige Weg für eine begleitende Begegnung.

Spürende Begegnungen sind die ersten Lebens- und Erlebensäußerungen von Säuglingen. Säuglinge lehnen sich an den Arm der Mutter oder anderer Betreuungspersonen. Sie schauen und beginnen über die Augen den Tanz mit den Eltern. Sie drücken die Milchflasche an sich oder von sich weg, sie drücken ihr Köpfchen an die Brust, zum Beispiel beim Stillen, oder drücken sich mit dem ganzen Körper weg, wenn sie etwa die Arme der Erwachsenen als einengend erleben. Über die Kraft und Ausdrucksstärke der Töne von Säuglingen können Eltern so manches Lied singen. Säuglinge greifen schon in den ersten Tagen reflexartig nach einem hingestreckten Finger und nutzen später das Greifen, um sich in die Welt hinauszubewegen.

Diese Spürenden Begegnungen sind in allen Menschen, so auch bei Menschen mit einer Demenz tief verankert, weil sie sich schon früh entwickelt haben. Fast immer, wenn wir wesentliche Begegnungen zwischen Menschen analysieren, ob in der Pflege, Begleitung oder Therapie, in der Pädagogik oder in der Familie, werden wir bei diesen Spürenden Begegnungen landen. Sie haben offenbar eine grundlegende Bedeutung für die Begegnungen zwischen Menschen aller Altersstufen.

Das Schauen und Gesehenwerden

Menschen begegnen sich über das Schauen: Blicke begegnen sich, nehmen Kontakt auf, weichen aus, senden Signale, spielen miteinander, tanzen miteinander. Das Schauen ist wichtig, aber auch das dazugehörende Gesehenwerden. Wer nicht gesehen wird oder sich nicht gesehen fühlt, kann an sich zweifeln oder gar verkümmern. Wer nicht würdigend, sondern missachtend und verachtend gesehen wird, wird verletzt.

Auch Menschen mit demenziellen Erkrankungen haben das Bedürfnis, gesehen zu werden und damit gewürdigt zu werden (soweit sie nicht schon aufgegeben haben und resigniert sind). Sie müssen wahrgenommen und angeschaut werden und das beinhaltet für sie die Botschaft: Ich bin es wert, beachtet zu werden. Wir kennen in der Umgangssprache die Bezeichnung »über etwas oder jemanden hinwegsehen«. Dazu erleben wir immer wieder, dass im Beisein der Betroffenen über sie gesprochen wird, ohne sie einzubeziehen. Wenn andere Menschen über einen Menschen hinwegsehen, ihm nicht auch mit Blicken begegnen, dann ist dies verletzend und entwürdigend.

Blicke können auch strafend oder abwertend sein. Besonders häufig begegnen wir bei alten Menschen dem leeren Blick. Wir sollten darauf achten, ob Augen alter Menschen leer werden. Diese Leere kann man anatomisch nicht beschreiben, aber wir spüren sie und wir spüren sie sehend in der Begegnung.

Diese Leere kann unterschiedliche Qualitäten beinhalten. Manchmal haben sich Menschen mit demenziellen Erkrankungen aus der Welt herausgezogen und man sieht dies in ihrem Blick. Bei einigen zeigen die leeren Augen auch, dass sie sich in einem »inneren Film« befinden, in einer anderen erlebten Wirklichkeit. Wir reden dann von den »doppelten Wahrheiten« oder »doppelten Wirklichkeiten«. Am Beispiel von Frau Meierle ist zu vermuten, dass ihr starrer Blick einerseits der Pflegerin Elisabeth L. galt. Auf sie war der Blick gerichtet, sie spürte ihn und reagierte darauf. Eine andere von uns vermutete Wirklichkeit könnte darin bestehen, dass die Pflegerin wohl Ähnlichkeiten mit der Tochter von Frau Meierle hatte und der starre Blick mit seinem Groll, seiner Forderung und der Sehnsucht auch der Tochter gegolten haben kann. Menschen in der Pflege müssen oft mit diesen doppelten Wirklichkeiten umgehen, und diese zeigen sich eben nicht nur in Worten, sondern sehr häufig und vor allem sehr intensiv in den Spürenden Begegnungen wie hier dem Schauen.

Es ist hilfreich, sich dieser doppelten Wahrheiten bewusst zu werden und sie zu akzeptieren und nicht einfach Frau Meierle zu sagen: »Ich bin doch nicht Ihre Tochter, sondern Elisabeth L.« In dem Schauen *ist* Elisabeth L. in dem Moment *auch* die Tochter und der Blick gilt beiden, der Tochter und Elisabeth L.

Elisabeth L. hat angemessen reagiert, indem sie Frau Meierle nicht zurechtwies oder abwertete (»Was gucken Sie mich so starr an? Das ist nicht schön, lassen Sie das doch!«), sondern ihren Blick erwiderte und vor allem auf die im Blick enthaltene Sehnsucht reagierte.

Um mit solch doppelten Wahrheiten umzugehen, reicht es in der Regel nicht aus, ausschließlich mit der Spürenden Begegnung Schauen, mit der wir uns hier gerade beschäftigen, darauf zu reagieren. Es ist wichtig, in der Kontaktgestaltung auch andere Leibbewegungen hinzuziehen, so wie Elisabeth L. es getan hat. Sie nahm die Stimme dazu (Tönen), sie ergriff die Hände von Frau Meierle (Greifen) und sie sprach diese an. All das zusammen veränderte sofort die Kontaktqualität zwischen Frau Meierle und Elisabeth L.

Wenn Pflegende Menschen mit Demenz begleiten, können sie nicht nur interessiert und würdigend schauen. Sie sind auch mal genervt, überfordert, gestresst. Dann ist es wichtig, nicht zu versuchen, die Blicke zu verstellen, denn den »falschen Blick« kennen die alten Menschen in der Regel zur Genüge und sie haben in ihrem Leben häufig genug darunter gelitten. Entscheidend ist, dass das Schauen der Pflegenden wahrhaftig ist, so interessiert und würdigend wie möglich. Wenn dies in einer konkreten Situation nicht gelingt, dann ist es wichtig, auch die Worte hinzuzunehmen und dies zu erklären: »Hallo Herr Schmitz, ich bin heute etwas gestresst, aber das hat nichts mit Ihnen zu tun.« Oder: »Bitte Frau Schulz, lassen Sie sich doch helfen. Was Sie selber tun können, dürfen Sie gerne tun und sollen Sie ja auch, aber hier muss ich Ihnen helfen, Sie bringen mich sonst ganz durcheinander.«

Ein wichtiger Aspekt beim Schauen ist zudem auch das gemeinsame Schauen in eine Richtung. Bei Kleinkindern ist es ein großer Schritt in der Entwicklung, wenn Mutter bzw. Vater und Kind gemeinsam in eine Richtung schauen können, vielleicht in die Richtung, in die ein Finger zeigt, oder gemeinsam auf ein Buch oder Ähnliches. Gemeinsames Schauen in eine Richtung wird als gemeinsames Gerichtetsein erlebt und das Gerichtetsein ist eine besondere Schwierigkeit für Menschen mit Demenz, deren Orientierungsfähigkeit schwindet.

UNSER TIPP

Viele Alltagsaktivitäten lassen sich für gezielte Richtungsangebote zum Schauen nutzen. Das kann beispielsweise sein:

- Gemeinsam ein Buch, alte Fotos, alte Zeitschriften, Glanzbilder, Kalenderblätter oder Ähnliches anzusehen.
- Zusammen gezielt die Motive auf einem Bild an der Wand oder die Beschaffenheit eines Möbelstücks im Raum anzusehen.
- Gemeinsam Mitbringsel aus der Natur zu betrachten wie eine Blume, ausgewählte Steine, diverse Fundstücke wie besondere Blätter, Äste, Kastanien etc.
- Sich bewusst das Muster in der Kleidung, dem Tuch, auf dem Kissen, der Tischdecke, im Vorhang oder eine Handarbeit anzusehen.
- Gemeinsam einem Vogel oder anderen Tier in der Natur, vorbeifahrenden Autos oder vorbeilaufenden Menschen nachzublicken.

So schaffen Pflegende und Begleitende mit jedem Angebot, gemeinsam in eine Richtung zu schauen, Verbundenheit und unterstützen Betroffene in einem sinnvollen Gerichtetsein.

Das Wort »Sinn« heißt in der ursprünglichen Bedeutung »Richtung«. Die Sinnfrage ist für jeden Menschen bedeutsam. Orientierte Menschen können selber ins Handeln gehen. Menschen mit einer Demenz brauchen unsere Unterstützung, um sinnvolles Gerichtetsein zu spüren.

Das Tönen, Hören und Gehörtwerden

Säuglinge können sich von Geburt an lautstark bemerkbar machen. Ihr stimmliches Ausdrucksvermögen ist trotz fehlender verbaler Sprache äußerst differenziert und vielfältig. Es reicht vom fast unhörbaren Wimmern bis zum herzhaften Schreien.

In ihrem Tönen geben Menschen ihr Innerstes nach außen, sie werden hörbar und suchen danach, gehört zu werden, manchmal er-hört. Zum Tönen gehört auch das Hören: das Bedrohliche einer Atmosphäre, die Stimmung in einer Stimme, der Rhythmus und die Erregung eines Atems oder der Klang eines Schweigens.

UNSER TIPP

Machen Sie ein kleines Experiment.
Setzen Sie sich fünf Minuten an einen Ort, an welchem Sie nicht alleine sind. Hören Sie »einfach mal hin«, ohne zu reagieren, und nehmen Sie bewusst die akustischen Reize wahr, die sich da vereinen. Welche Töne dringen ungefiltert auf Sie ein, denen Sie so »ausgeliefert« sind? Ist es der Fernseher oder das Radio, welches vielleicht im Hintergrund läuft, ist es das Klappern von Geschirr oder andere Alltagsgeräusche? Sind es diffuse Stimmen, die Sie aus der Ferne hören oder Personen, die sich unterhalten, während sie an Ihnen vorbeigehen? Sind es Geräusche und Töne, die von draußen kommen, von Tieren, aus der Natur, Baulärm, Autolärm etc.? All diese Töne wollen – oft sogar gleichzeitig – verarbeitet werden und das kann gerade im Erleben einer Demenz sehr schnell überfordern!

Alte Menschen können manchmal resigniert sein: »Auf mich hört ja niemand mehr.« Hier ist das Nicht-Gehört-Werden Ausdruck der Unwirksamkeit. Manche Menschen mit demenziellen Erkrankungen sind verstummt und versuchen gar nicht erst, wieder hörbar zu werden. Wenn mit diesen Menschen gemeinsam gesungen wird, ist dies oft viel mehr als nur ein Zeitvertreib. Ein solches Angebot fördert genau diese Qualität des Hörbarwerdens. Darüber hinaus unterstützt das gemeinsame Singen den Kontakt mit anderen Menschen.

Das Hinhören beinhaltet mehr, als nur auf die Wörter zu achten. Nicht nur sie sind wichtig, sondern dazu auch der Klang der Stimme. In ihm kann die Stimmung deutlicher hörbar werden als in dem Inhalt des Gesagten. Wenn Menschen schreien oder schimpfen, ist es wichtig, auf den Klang dieser Schreie oder sonstigen Äußerungen zu hören. Jedes Schreien ist anders und ruft andere Resonanzen hervor. Über die Resonanzen haben wir Ihnen schon einiges im Kapitel 7 beschrieben. Fragen Sie sich auch hier: Welche Bilder entstehen in mir, wenn ich zuhöre? Was klingt in mir an? Greifen Sie dies dann auf, indem Sie es aussprechen: »Wenn ich Ihr Schimpfen höre, werde ich gerade ganz traurig. Kennen Sie das auch, traurig zu sein, weil niemand einem zuhört?« Oder: »Ich höre, dass Sie ärgerlich sind, und fühle mich gerade hilflos, weil ich nicht weiß, was ich für Sie tun kann. Gibt es etwas, was ich für Sie tun kann?«

Manche Menschen, die Wörter kaum mehr erreichen, sind oft noch durch Klänge zu erreichen.

Wenn Frau Friedrichs niemanden mehr »an sich heranlässt« und apathisch versinkt, braucht der Pfleger Ben O. nur leise einen Schlager von Hildegard Knef zu summen oder gar zu singen, und schon öffnet sie die Augen und summt oder singt nach einer Weile das Lied ihrer Lieblingssängerin mit.

Klänge berühren das Herz. So wie jeder Mensch Stimmen anziehend oder abstoßend finden kann, reagieren Menschen mit einer Demenz häufig auf die Stimmungen und Atmosphären, die sie in und durch die Stimmen der Pflegenden mitbekommen.

Nun können und sollen Pflegende nicht ihre Stimme verstellen und nicht jeder alte Mensch ist so sensibel, dass er unmittelbar auf den emotionalen Gehalt von Stimmen reagiert. Doch Pflegende sollten sich ihrer Stimme und Stimmungen bewusst sein und so wahrhaftig wie möglich damit umgehen. Wenn Pflegende unter Druck sind, wird sich der Druck auch in der Stimme zeigen oder die Stimme wird verstellt sein bzw. »aufgesetzt«. Also kann es wichtig sein, das zu benennen, auszusprechen, was ist, und nicht zu versuchen, dies zu verbergen. Menschen jedes Alters brauchen wahrhaftige Begegnungen.

UNSER TIPP

Viele ältere Menschen – gerade auch in stationären Einrichtungen – verstummen immer mehr durch zu häufige Erfahrungen, nicht gehört zu werden. Mit diesen gezielten Angeboten zum Tönen und Klingen können Sie dem zunehmenden Verstummen entgegenwirken:

- Singen Sie so oft wie möglich gemeinsam bekannte Lieblingslieder. Fallen die Wörter nicht mehr ein, ist auch das gemeinsame Summen eine hilfreiche Alternative.
- Machen Sie Ihrem Gegenüber ein Kompliment. Im Alltag werden viel zu wenige Komplimente gemacht. Leider, denn sie tun jedem Menschen gut, insbesondere dann, wenn das Erleben eher defizitär geprägt ist. Ihr Kompliment sollte im-

mer auf Augenhöhe geschehen, das heißt nur mit ernst und echt gemeinten Worten.

- Bieten Sie Klänge an, beispielsweise über das gemeinsame Hören einer Spieluhr oder einer Lieblingsmelodie, sei es von CD, Radio oder Smartphone.
- Nutzen Sie das Tönen für eine kleine Erkennungsmelodie beispielsweise immer zur Begrüßung, beim Spaziergang oder zum Abschied. Der Name wird oft von Menschen mit einer Demenz vergessen, aber eine eigene kurze Melodie noch erkannt. Das kann in summender Weise sein, mit Lauten wie »A« »O« oder »U« geschehen oder flötend.

Das Greifen und Ergriffenwerden

Greifen ist auch Be-Greifen. Kinder begreifen die Welt. Kinder greifen nach der Mutter oder dem Vater, sie greifen nach Spielzeug, nach der Flasche, nach der Brust, nach allem, was sie interessiert. Auch Erwachsene greifen, immer wieder. Ist das, was Menschen greifen wollen, nicht vorhanden oder entzieht es sich ihnen, greifen sie ins Leere und machen so Erfahrungen mit dem Nichts. Geschieht dies häufig, hören Menschen auf zu greifen. Sie halten ihre Greifimpulse zurück, spannen sich zusehends an oder empfinden ihre Hände als zu steif, unsicher oder zu schlaff, um mit ihnen nach etwas greifen zu können. Wer nicht mehr in die Welt hinausgreifen kann und darf, wird irgendwann seine Neugier und Entdeckungsfreude durch Furcht und Zurückhaltung ersetzen.

Greifen ist zudem eine Begegnung zwischen den Menschen. Menschen greifen nach anderen Menschen und werden von ihnen ergriffen, was Menschen im positiven Sinn hilft, sich zu spüren. Menschen können aber auch nach anderen Menschen greifen, indem sie sie verletzen und entwürdigen, ihre Grenzen überschreiten und sie missachten. Wir begegnen Menschen mit demenziellen Erkrankungen, für die Greifen in doppelter Hinsicht wichtig ist: Sie haben Sehnsucht danach, er-griffen und berührt zu werden, und viele haben Angst davor oder scheuen davor zurück. Beide Aspekte müssen wir berücksichtigen.

Beginnen wir mit dem zweiten Aspekt: Wie bereits gesagt, haben auch viele demenziell erkrankte Menschen traumatische Erfahrungen hinter sich. Untersuchungen lassen begründete Schätzungen zu, dass dies bei drei von vier Menschen gilt, die heute über 65 Jahre alt sind. Dazu gehören Kriegstraumata, Übergriffe sexueller Gewalt – schon im Wort Übergriff ist das Wort greifen enthalten. Sie wurden verletzend ergriffen. Die Reaktion besteht entweder darin, dass sie diese schlimme Erfahrung an andere weitergeben und selbst »übergriffig« werden oder aber, zumeist, sich nicht mehr trauen, nach anderen Menschen die Hände auszustrecken.

Allzu oft sind diese Menschen nach den Erfahrungen sexueller oder anderer Gewalt allein geblieben. Sie wurden übersehen und nicht erhört – um hier wieder die beiden erstgenannten Spürenden Begegnungen zu erwähnen. Diese Leere-Erfahrungen sind für Menschen schrecklich. Wir sollten deshalb alles tun, um Menschen nicht wieder ins Leere gehen zu lassen. Dafür sollten wir »greifbar« und »berührbar« bleiben und selbstverständlich dabei unsere Grenzen und unsere Würde achten. Wenn wir Menschen im Alter begleiten, sie berühren und nach ihnen greifen, dann ist es wichtig, dass wir vor jeder Berührung fragen, ob wir sie berühren dürfen. Dieser Respekt macht eine wesentliche Qualität der Spürenden Begegnung des Greifens aus.

UNSER TIPP

Nutzen Sie Ihren Händedruck!
Ein sehr einfaches und dennoch wirkungsvolles Angebot einer Spürenden Begegnung ist über den Händedruck möglich. In unserer Kultur gehört das »sich die Hand geben« mit dazu und ist daher ein sehr vertrautes körperliches Näheangebot. Machen Sie sich dazu einmal bewusst, mit welch unterschiedlicher Qualität – von zaghaft bis sehr fest, von flüchtig bis sehr lang – Sie selbst die Hand reichen oder diese von anderen Menschen gereicht bekommen. Spüren Sie für sich nach, wie Sie es jeweils empfinden, was Ihnen dabei angenehm oder eher unangenehm ist. Darüber wird Ihnen die Vielfalt der Spürenden Begegnungen über den Händedruck deutlich. Nutzen Sie diese Erfahrungen und setzen Sie Ihren Händedruck bewusst ein. So können Sie Menschen, die unter Druck stehen, Ihren Handdruck gezielte in der Qualität anbieten, wie Sie ihn in der Situation als angemessen empfinden. Gestalten Sie ihn als achtsames Angebot. Das geschieht darüber, dass Sie drücken und Ihrem Gegenüber die Gelegenheit geben, in seinem Tempo und seiner Kraft zurückdrücken zu können. Greifen Sie im Weiteren Ihre Impulse auf, die Ihnen aus dem gemeinsam Erlebten kommen.

Darüber hinaus gibt es vielfältige Wege, erlebnisöffnende Zugänge des Greifens anzubieten. Wir wollen Menschen, die nach Leere-Erfahrungen in Resignation versunken sind, wieder Möglichkeiten eröffnen, greifende Begegnungen zu üben.

UNSER TIPP

Bieten Sie Greiferfahrungen über Gegenstände.
Fällt es Menschen schwer, nach anderen Menschen zu greifen, so ist es oft leichter, erst Impulse im Greifen nach Gegenständen auszuprobieren. Auch nach verschiedenen Materialien zu greifen, sie zu berühren und zu ertasten fördert die Sinnlichkeit und das Spüren. Als Angebot eignen sich verschiedene weiche oder festere Stoffmaterialien zum Er-greifen. Auch das gemeinsame Kneten eines Brotteiges kann das Erleben unterstützen.

Wichtig ist es, dies nicht nur als Beschäftigung durchzuführen oder als Gedächtnistraining (»Was ist das?«) anzubieten, sondern vor allem die leibliche Qualität des Spürens zu fördern. Dies wird insbesondere dadurch erreicht, dass der innere Ort des Bewertens aktiviert und Greiferfahrungen wie schon erwähnt (siehe Kapitel 7) als Wertschätzungstraining angeboten werden. Nicht »Was ist das?« sollte unsere Hauptfrage lauten, sondern: »Mögen Sie dies oder mögen Sie dies nicht?« Oder: »Gefällt Ihnen dieser Stoff, fühlt es sich gut für Sie an?«

Gerade bei schwindender Orientierung nach außen wie bei der Alzheimerdemenz sind solche spürenden Greiferfahrungen wichtig. Darüber unterstützen wir die Möglichkeit der Hinwendung zu anderen Menschen und damit zur sozialen Welt. Wesentlich hierzu ist auch, dass wir dann unsere Wertschätzungen kundtun und uns nicht etwa neutral verhalten.

Das Drücken und Gedrücktwerden

Die vierte Spürende Begegnung ist das Drücken. Drücken beinhaltet wie jede Leibbewegung eine motorische Ebene und eine Ebene des Erlebens. Motorisch kann man etwas mit unterschiedlicher Intensität drücken, zart, weich, wie eine sanfte Berührung, aber auch fest und kraftvoll. Die Richtung des Drückens kann nach innen gegen sich selbst, gegen den eigenen Körper, gehen oder nach außen. Man kann etwas an sich heranziehen oder etwas wegdrücken. Das Gegenteil des Wegdrückens ist das Ziehen. Das schnelle Wegdrücken kann zum Stoßen werden.

Wie bedeutend als grundlegende Bewegung des Erlebens das Drücken ist, hören wir oft. Wenn wir fragen: »Wie geht es Ihnen?«, antworten manche Menschen, dass sie sich unter Druck fühlen oder dass sie darunter leiden, dass andere Menschen Druck auf sie ausüben. Manche Menschen haben Angst, Forderungen an andere zu stellen, weil sie »keinen Druck ausüben wollen«. Wieder andere stehen ständig unter »Hochdruck«, ohne dass dieser Druck nach außen sichtbar wird oder gegen andere gerichtet werden kann. Drücken wird von vielen auch als Wegdrücken oder Weggedrücktwerden erlebt. Andere erzählen, dass sie von anderen an die Seite gedrückt oder weggedrückt wurden und sich verstoßen fühlen. Wieder andere klagen, dass Menschen an ihnen »herumzerren« oder »herumziehen«. Druck wird manchmal sogar mit Gewalt gleichgesetzt. Deswegen verbinden viele alte Menschen mit dem Gedrücktwerden häufig auch schlechte Erfahrungen. Dennoch ist bei den meisten die Sehnsucht nach der positiven Erlebensqualität geblieben und sie brauchen neue – für sie schöne – Erfahrungen. Wer demenziell erkrankt ist, fühlt sich oft unter großem

Druck – manchmal auch weggedrückt –, möglichst lange zu Hause leben zu wollen, ohne seinen Angehörigen zu sehr zur Last zu fallen.

Wenn ein Säugling gehalten wird, drückt die Mutter oder eine andere Bezugsperson den Säugling an sich und hält ihn. Drücken und Gehaltenwerden gehören häufig zusammen. Viele Menschen erleben Halt und Gehaltenwerden im Sinne der Geborgenheit und Sicherheit, andere haben in ihrer Biografie Gehaltenwerden als Beengung und Gewalt erfahren. Wie bei allen Leibbewegungen ist das Erleben auch des Drückens individuell und unterliegt unterschiedlichen Wahrnehmungen, Erlebnisweisen und Bewegungen.

Alte Menschen, vor allem solche, die an Alzheimerdemenz oder anderen Formen der Demenz erkrankt sind, stehen unter enormem Druck. Ihnen schwindet ihre Orientierung, sie fühlen sich falsch, werden hilflos. Dies entlädt sich oft in Aggressionen, die manchmal ungerichtet sind und jeden, der vorbeikommt, treffen können. Unsere Erfahrung ist: Gegen diese Form des inneren Drucks kann oft das Drücken helfen. Manchmal gelingt es sogar bei großer Vertrautheit in aggressiven Schüben, auf einen alten Menschen zuzugehen und zu sagen: »Darf ich Sie mal einfach in den Arm nehmen?« Und das hilft. Oft ist in der Aggression die Aufregung zu groß, als dass die aggressiven alten Menschen jemanden an sich heranlassen. Dann mag das Angebot, jemanden zu drücken und in den Arm zu nehmen, eine gute Vorbeugung in den Phasen zwischen aggressiven Schüben sein. Wird ein Mensch in den Arm genommen, kann sich der innere Druck sanft entladen und der Betreffende findet ein Gegenüber, das Halt gibt und damit Sicherheit.

Am leichtesten und häufigsten gelingen Begegnungen über drückende Berührungen der Hände. Ähnlich, wie beim Greifen beschrieben, lässt sich auch hier gerade für Menschen, die

»unter Druck« stehen, ein gezielter Handdruck, so wie Sie ihn gerade als angemessen spüren und anbieten können, als unterstützendes Angebot nutzen.

UNSER TIPP

Helfende Anregungen, um Menschen überhaupt an die Erlebensqualität Drücken heranzuführen, kann auch darin bestehen, ihnen zunächst etwas in die Hand zu geben. Dies kann ein Stück Ton sein, eine kurze Schaumstoffrolle oder ein Stück Holz, an dem sie sich »festhalten« können. Oft werden auch weichere Materialien wie unterschiedliche Schwämme sehr gern angenommen. Hier ist es nicht das Ziel, etwas Bestimmtes damit zu gestalten oder technische Fertigkeiten zu erwerben, sondern die Menschen zu ermutigen, unterschiedliche qualitative Erfahrungen Spürenden Drückens zu machen.

Das Lehnen

Menschen brauchen es, sich anzulehnen. So hingebungsvoll, wie sich Säuglinge und Kleinkinder anlehnen und anschmiegen können, gelingt dies Erwachsenen nur noch selten. Umso größer ist die Sehnsucht danach. Menschen brauchen es auch, dass sich andere an sie anlehnen, dass sie Halt geben können und dürfen. Das Lehnen ist die früheste Form des Körperkontaktes, intim und innig. Vielen Erwachsenen und insbesondere alten Menschen ist diese Spürende Begegnung verloren gegangen. Vielen ist sie auch fremd und gleichzeitig sehnen sie sich mit ganzem Herzen danach.

Sie kennen vor allem das Ablehnen oder Abgelehntwerden. Wenn Menschen mit demenziellen Erkrankungen andere kontinuierlich ablehnen, dann kann sich dahinter die Sehnsucht verbergen, selbst sich anlehnen zu dürfen, eine Sehnsucht, die nicht mehr gelebt werden kann und die sie vielleicht selbst ablehnen, da sie Anlehnen mit Schwäche und Hilflosigkeit verbinden. Wer sein Leben mit der Notwendigkeit des Überlebenskampfes durch Krieg, Not und Hilflosigkeit bestritten hat, kann sich oft gar nicht mehr vorstellen, wie es ist, sich anlehnend hinzugeben. Oft wird dies mit Selbstaufgabe und Ohnmacht gleichgesetzt.

Andere habe ihr Leben lang so viel gearbeitet, dass sie auf der einen Seite Sehnsucht haben, »die Hände in den Schoß zu legen«, dies aber andererseits gar nicht genießen können. Wir sollten alte Menschen, deren Sehnsucht nach Lehnen wir verspüren, ermutigen, diese Qualität Spürender Begegnung in kleinen Schritten immer mal wieder auszuprobieren.

UNSER TIPP

Bieten Sie Menschen mit Demenz ab und zu Rückendeckung an, indem Sie dazu einladen, sich ein wenig bei Ihnen anzulehnen. Achten Sie je nach Vertrautheit darauf, immer eine angemessene Nähe und Distanz zu wahren. Den Kopf an die Schulter anzulehnen oder das Anlehnen Rücken an Rücken anzubieten kann passen, ist aber auch schon ein sehr intimes Angebot.

Eine leichte niedrigschwellige Möglichkeit ist das Angebot, eine Hand an Ihre Hand anzulehnen. Dies ist eine Begegnung, die keine Ängste hervorruft und für die meisten Menschen ohne Scham durchführbar ist.

Für Erfahrungen des Lehnens reichen keine einmaligen Begegnungen. Die Sehnsucht, sich anzulehnen, ist eine Sehnsucht, auf die wir kontinuierlich eingehen sollten. Dies gilt im privaten Umfeld, in der ambulanten wie auch in der stationären Pflege, in konkreten einzelnen Begegnungen wie in der Atmosphäre einer ganzen Institution. Sich anlehnen zu können schafft eine Atmosphäre des Haltes und des Trostes, in der Menschen befähigt werden, alles, was sie selbst tun können, auch selbst zu tun und da, wo sie Hilfe brauchen, Rückendeckung zu erhalten.

In einer Altenpflegeeinrichtung hatte ich eine Zeit lang in einer Gruppe mit einer Frau zu tun, die sehr unruhig war. Über verschiedene Kontakte Spürender Begegnung fanden wir heraus, dass ihre Lieblingsbegegnung darin bestand, dass sie eine meiner Hände nahm, diese ausgestreckt auf ihre Wange legte und sich mit ihrem Kopf an meine Hand anlehnte. Dabei strahlte sie.
Als ich ein halbes Jahr später diese Einrichtung wieder besuchte, war diese Frau zu einer Art »Hausterroristin« geworden, wie mir eine andere Bewohnerin zuflüsterte. Sie war so unruhig und so aggressiv, dass sie zahlreiche Bewohner/innen und Mitarbeiter/innen belästigte und viele Angst vor ihr hatten. Als sie mich sah, stürzte sie auf mich zu, nahm meine Hand, legte ihr Gesicht in diese Hand und wurde ganz ruhig und strahlte. Dies hielt sie rund eine Minute aus – dann machte sie weiter wie gehabt …

UNSER TIPP

Die Engelsflügel

Eine weitere Möglichkeit trägt den schönen Namen »Engelsflügel«. Dazu halten Sie Ihre Handinnenflächen Ihrem Gegenüber wie eine Schale hin und laden ihn ein, seine Hände darin abzulegen und sich darüber anzulehnen. Hilfreich dazu ist es, sich gegenüberzusitzen. Aus eigener Erfahrung an dieser Stelle der Hinweis, dass Sie bei diesem Angebot auf eine für beide Seiten bequeme Position achten sollten, um dieses Lehnen – je nach dem Bedarf Ihres Gegenübers – entsprechend lange anbieten zu können.

Bei Angeboten zum Lehnen zeigt sich oftmals auch die Trauer. Lehnen löst Spannungen und Anspannungen. Lang aufgestaute Tränen können endlich zugelassen werden und fließen. Wir erleben immer wieder, dass Tränen und Trauer viele Begleitpersonen eher verunsichern und hilflos werden lassen. Manche haben sogar das Gefühl, wenn Tränen fließen, eher etwas falsch gemacht zu haben. Das Entscheidende im Erleben der Trauer ist jedoch, dass man sie teilen kann, so wie im Kapitel 2 ergänzend beschrieben. Das Gefühl der Trauer braucht ein Gegenüber. Es braucht einen Menschen, der sie zulässt und mit einem teilt. Das tröstet. Einsame Trauer lässt ihren Bewohner immer mehr erstarren. Bleiben Sie bei dem demenziell erkrankten Menschen, wenn Trauer sich zeigt. Lassen Sie den Tränen Raum und reden Sie diese nicht weg. Ermutigen Sie, Tränen fließen zu lassen, und bieten Sie Ihre Hand zum Ergreifen und Halten oder Ihre Schulter zum Lehnen an.

Um es noch einmal zusammenzufassen: Jede dieser Spürenden Begegnungen beschreibt eine motorische Tätigkeit. Beim

Schauen, Fühlen, Greifen, Drücken und Lehnen sind Muskeln beteiligt mit unseren Sinnesorganen. In der Umsetzung funktioniert hier unser biologischer Körper. Doch wir sind nicht nur Körper, wir sind auch Leibgedächtnis. Wir sind auf vielen Ebenen erlebende Menschen, die wir uns und unsere Welt spüren und worüber uns und anderen Menschen auch spürend begegnen können. Um diese Qualität geht es und den darin liegenden Nutzen für und in der Begegnung. Beide Aspekte, der körperliche und der sinnlich spürende/erlebende, sind miteinander verknüpft und ineinander verwoben. Darin liegt die Chance in der Begleitung. So formulierte eine Angehörige, deren Ehemann an einer fortgeschrittenen Demenz erkrankt ist: »Ich dachte, bei meinem Mann geht gar nichts mehr, und nun entdecken wir uns über Spürende Begegnungen immer mal wieder neu.«

9 Was Pflegende brauchen

So wichtig es ist, auf die Bedürfnisse und die notwendigen Hilfestellungen für die Menschen, die an Demenz erkrankt sind, zu schauen, so wichtig ist es, auch den Blick auf die Pflegenden zu lenken. Dies gilt sowohl für pflegende Angehörige als auch für professionelle Pflegekräfte.

Nicht nur das Herz der Erkrankten, auch das Herz der Angehörigen wird durch die Erkrankung in Mitleidenschaft gezogen. Auch für die Angehörigen und sonstigen Nahestehenden wirkt sich die Erkrankung als Krise aus. Irgendwann wird der erkrankte Mensch oft nicht mehr als derjenige erlebt, der er einmal war. Die gemeinsame Lebenswelt zerbricht und die Belastungen der Pflege haben oft gewaltige Auswirkungen auf die persönlichen Lebensumstände. Häufig finden sich die Gefühle der Erkrankten auch bei den Angehörigen. Die Angst vor dem weiteren Verlauf der Krankheit und die Trauer über den drohenden Verlust der geliebten Person sind ebenso verbreitet wie Scham. Die sozialen Kontakte werden stark eingeschränkt und verändern sich qualitativ. Ein pflegender Ehemann beschreibt dies: »Die Menschen beurteilen dich anders, Freunde und Kinder verändern sich. Es ist, als ob sie Angst vor dir hätten. Du bist ein Witwer, dessen Frau noch lebt, und die Menschen wissen nicht genau, was sie dir sagen, wie sie dir entgegentreten sollen.« (zit. n. Buijssen 1994, S. 52)

Die Unruhe der Erkrankten steckt an, deren Schlaflosigkeit

lässt auch die Angehörigen nicht schlafen. Anspannung und Unruhe drohen viele Angehörige aufzufressen. Auch Fachkräfte teilen zahlreiche Erfahrungen mit den Menschen, die an Demenz erkrankt sind. Da sie nicht ihr gesamtes persönliches Leben mit den Betroffenen teilen, sind sie weniger von den Einschränkungen sozialer Beziehungen betroffen als die Angehörigen. Doch auch bei ihnen ruft die Begleitung intensive emotionale Resonanzen hervor, vor allem Hilflosigkeit. Sie wollen und sollen den Erkrankten nahe sein und sich auf sie einlassen, und gleichzeitig wird ihnen vieles zu viel. Sie haben oft nicht gelernt, nicht lernen können, mit den Auswirkungen der Arbeit mit an Demenz erkrankten Menschen auf ihr Herz umzugehen. Die emotionale Überforderung führt deshalb häufig zu Distanzierung und Entfremdung nach außen wie nach innen.

Was eine würdigende Pflege braucht, was vor allem die Pflegenden brauchen, seien es Professionelle oder Angehörige, haben wir nach unseren Untersuchungen und Beobachtungen in den folgenden sechs Punkten zusammengefasst.

Verstehendes Mitgefühl

Da das Wort Mitleid oft einen negativen Beigeschmack hat, sprechen wir lieber an dieser Stelle von Mitgefühl, auch wenn wir eigentlich nichts Negatives darin sehen können, wenn ein Mensch mit einem anderen mit-leidet, also sich in ihn als leidenden Menschen hineinversetzt. (Der negative Beigeschmack des Mitleids ist wahrscheinlich dem Umstand geschuldet, dass Mitleid oft eine Hierarchie produziert, ein oben und unten: Oben sind die Gesunden, die Mitleid haben, unten sind die armen Kranken, die des Mitleids bedürfen.)

Also soll hier die Rede sein von der Notwendigkeit des Mitgefühls. Wer nicht mit den Erkrankten mitfühlen kann, hat in der Pflege und Begleitung nichts zu suchen. Ohne die Fähigkeit, sich in die Betroffenen hineinzuversetzen, ohne die Fähigkeit, mit ihnen Gefühle zu teilen, entsteht keine Nähe, entsteht keine Wärme, entsteht keine würdigende Begleitung. Dies ist durch noch so viele und noch so umfangreiche Ausbildungen nicht zu ersetzen. Auch die Altersunterschiede sind und dürfen kein Hinderungsgrund sein, Mitgefühl zu empfinden. Eine 20-Jährige kennt auch Hilflosigkeit, kennt Angst, kennt das Bedürfnis nach Trost und anderes mehr.

Wir verstehen unter Mitgefühl ein verstehendes Mitgefühl, das eine mitfühlende Haltung und die Erfahrung, sich in erkrankte Menschen hineinversetzen zu können, mit einem geistigen Verständnis dafür verbindet, wie Menschen mit Demenz sich und ihre Welt erleben. Eine kompetente Haltung für die Begleitung demenzkranker Menschen ist nicht allein gegeben durch ein großes Herz, sondern braucht über das Herz hinaus ein geistiges Verständnis, einen Bewusstwerdungsprozess, eine fundierte Basis, das fachliche Wissen über die Krankheit und eine lebendige Auseinandersetzung und Reflexion dessen, was in der Begleitung demenzkranker Menschen geschieht.

Verstehendes Mitgefühl braucht Verständnis dafür, was im Erleben der erkrankten Menschen geschieht. Verstehendes Mitgefühl braucht aber auch Raum für das, was in dem Begleitenden anklingt, denn Mitfühlen ruft Resonanzen hervor, ist Resonanz. In der Begleitung demenzkranker Menschen, das haben wir beschrieben, klingen eigene Erfahrungen der Trauer, des Zorns, der Angst und der Einsamkeit an. Dies ist, wie gesagt, nicht nur eine Last, sondern auch eine Chance, Kontakt und Begegnung zu den Menschen, die begleitet werden, aufzubauen. Auch die eigenen Gefühle, die hervorgerufen werden, brauchen Raum. Wir erleben immer wieder, dass zu schnell eigenes Erleben verdrängt wird, sei es aus Überforderung, wie mit diesen Gefühlen umgehen, oder der Unsicherheit, wie sie mit anderen teilen? Damit sind viele Pflegende überfordert, deswegen braucht verstehendes Mitgefühl Raum für die emotionalen Regungen, die beim Mitfühlen mitklingen und anklingen.

UNSER TIPP

Nutzen Sie als professionell Pflegender oder Begleitender den Austausch in Teambesprechungen, mit ausgewählten Kolleg/innen oder in Supervisionen. Fordern Sie es gegebenenfalls bei Ihren Vorgesetzten ein.

Auch als pflegender Angehöriger brauchen Sie den Austausch mit anderen, sei es in begleiteten Angehörigen- oder anderen Unterstützungsgruppen, sei es mit Freund/innen oder in Beratungsstellen. Das hilft, um Ihr Herz zu erleichtern, mögliche Wege kennenzulernen und sich neu zu »sortieren«.

Krisenmanagement: Einfühlen – Andocken – Abholen

Die Demenzerkrankung wird von den Betroffenen oft als schleichende bzw. akute Krise erlebt (Baer 2007). Als Krise tritt sie in vielen Situationen auch dem Pflegenden entgegen. Pflegende Angehörige und professionell Pflegende bedürfen deshalb eines Trainings im Krisenmanagement. Sie müssen erstens über verstehendes Mitgefühl die Krisenhaftigkeit des Erlebensprozesses der Erkrankten wahrnehmen und sie müssen darüber hinaus die Gelegenheit haben, über szenische Spiele und supervisorische Auswertung von Alltagsbegegnungen neue Wege des Verhaltens in den als krisenhaft erlebten Situationen zu trainieren.

Die Kernschritte für diesen Weg sind das Einfühlen, das Andocken und das Abholen.

Einfühlen braucht als Voraussetzung Achtsamkeit, Zuhören, Zuschauen. Auch bedarf es darüber hinaus der Fähigkeit, eigene Resonanzen bewusst wahrzunehmen und den Subtext der Äußerungen bzw. Verhaltensweisen von Menschen mit Demenz zu verstehen (s. Kap. 2). Dies ist die Voraussetzung für das Andocken, die Fähigkeit, einen Bezug zu der demenzkranken Person herzustellen und mit ihr in Verbindung zu treten. Dafür gibt es keine Rezepte, die immer und überall gelten, sondern nur individuelle Lösungen, die der jeweiligen Situation angemessen sind. Für das Verhalten in den unterschiedlichen Situationen gibt es Orientierungen, die hilfreich sind: Wesentlich ist immer, dass man sich körperlich, in Haltung und Bewegung, auf die Ebene der betreffenden Person begibt und über die Sinne einen Bezug herstellt. Wenn jemand unruhig hin und her läuft, kann man andocken, indem man mit ihr oder ihm hin und her geht, diesen Menschen begleitet und dann vielleicht selbst langsamer und ruhiger wird und den demenzkranken Menschen über den hergestellten Bezug »mitnimmt«. Sich auf die gleiche Augenhöhe zu begeben ist notwendig, im wörtlichen ebenso wie im übertragenen Sinn.

Erst wenn wir Begleitenden die Menschen, die sich in einem Krisenerleben befinden, erreicht haben, wenn wir an ihnen »angedockt« haben, können verändernde Interventionen gestartet werden. Wenn eine Pflegerin sich zum Beispiel in den

Ärger eines Mannes einfühlt und bei ihm andockt, kann sie ihn »abholen«. Sie könnte ihm mitteilen, dass sein Ärger verständlich ist, weil er schon so lange auf sie wartet, dass sie sich beeilen wird, und ihm zusichern, sich in einigen Minuten um ihn zu kümmern. Oder sie könnte ihm eine Aktivität vorschlagen, die er gerne unternimmt, um eine Wartezeit zu überbrücken. Viele Pflegende, die Wut und Ärger als krisenhaft und bedrohlich erleben, zeigen sich an diesen Stellen ratlos oder fühlen sich angegriffen und verpflichtet, sich zu rechtfertigen. Oder sie sind es gewohnt, den Erkrankten sofort eine Lösung anzubieten. Doch solche Lösungsvorschläge kommen in der Regel nicht an, da zuvor keine Verbindung mit den Erkrankten hergestellt wurde, da das Andocken nicht gelang. Dadurch können Interventionen krisenverschärfend wirken, da sich die demenzkranken Menschen nicht verstanden und nicht ernst genommen fühlen. Spüren sie dagegen Resonanz, fühlen sie sich nicht mehr allein und werden zumeist ruhiger. Wenn Pflegende in Rollenspielen, in Fortbildungen oder Alltagssituationen, das dreischrittige Vorgehen Einfühlen, Andocken, Abholen üben und anschließend in der Praxis einsetzen, sind sie in der Regel überrascht, wie sehr sie sich darauf verlassen können, dass ihnen nach dem Andocken wie selbstverständlich Schritte einfallen, die die demenzkranken Menschen aus der krisenhaften Situation abholen können.

UNSER TIPP

Einfühlen gelingt manchmal besser über einen kurzen Moment des Innehaltens. Schon fünf bis sechs Atemzüge können reichen, um Ihr Gegenüber bewusster wahrzunehmen und Subtexte zu erspüren. Das Andocken geschieht danach fast schon von alleine über erste Blickkontakte, Worte oder ein Aufeinanderzugehen. Darüber zeigen sich oft erste Impulse.

Beziehungskontinuität und Beziehungsfähigkeit

Wir haben oft erwähnt, dass die Demenz Menschen aus dem vertrauten Erlebensraum stürzt oder zu stürzen droht und dass es wichtig ist, alles zu tun, was möglich ist, um Vertrautheit zu bewahren bzw. wiederherzustellen. Was gibt es Vertrauteres als persönliche Beziehungen? Sicherlich gehen im Alter und insbesondere in der Demenzerkrankung Beziehungen verloren, können Erkrankte meistens nicht mehr in der bisherigen Wohnung gepflegt werden, sondern müssen in ein Heim oder eine Wohngruppe umziehen, sicherlich gibt es dort Personalwechsel und andere Veränderungen und Einschränkungen. Doch es gilt: so viel Beziehungskontinuität wie möglich, so viel Vertrautes wie möglich, so wenig Neuerungen wie möglich!

Kontinuierliche Beziehungen können nur dann wirksam und heilsam sein, wenn die Begleitenden beziehungsfähig sind und in ihrer Beziehungsfähigkeit unterstützt werden. Beziehungsfähigkeit meint: sich ernst nehmen, die zu pflegende Person ernst nehmen und mit dieser in Verbindung bleiben. Wir betonen, dass alle drei Aspekte wesentlich sind: sowohl der Aspekt, *sich* ernst zu nehmen, als auch der Aspekt, die zu Pflegenden ernst zu nehmen, und die Verbindung zwischen beiden, alle drei Aspekte sind wesentlich. Der größte Engpass besteht zumeist in der seelischen Überforderung der Pflegenden, sowohl der Angehörigen als auch der professionell Pflegenden. Dies kann zu Rückzug führen, zur versteckten Aggressivität, zur Resignation und zu Erkrankungen. Nicht umsonst ist die Fluktuation unter den Pflegekräften in Alteneinrichtungen extrem hoch: Pflegende brauchen ein wegweisendes und entlastendes Training für Halt und Entwicklung der Beziehungsfähigkeit.

UNSER TIPP

Die Voraussetzung zur Pflege und Begleitung anderer ist die Selbstpflege. Das umfasst eben auch, sich der eigenen Grenzen bewusst zu sein und diese anzunehmen. So ist nicht jeder Tag gleich. Was heute leicht von der Hand geht, wie beispielsweise die Begleitung der sehr unruhigen Frau M., fällt morgen eventuell sehr schwer. Werden Sie für sich aktiv und sprechen Sie andere Menschen an, was Ihnen heute helfen würde. Als Angehöriger fragen Sie Familienmitglieder, Freunde oder Bekannte nach der Bereitschaft und Möglichkeit kurzfristiger Unterstützungshilfen. Nicht immer wird sich eine Lösung finden, aber manchmal eben doch.

Erlaubnisklima

Von pflegenden Angehörigen hören wir oft, unter welchem quälenden Druck sie stehen, alles »richtig« machen zu müssen. Wir sind überzeugt: Das geht nicht! Damit werden Sie scheitern! Geben Sie sich die Erlaubnis, Fehler zu machen. Geben Sie sich auch die Erlaubnis, dass es Ihnen einmal zu viel wird, dass Sie Grenzen haben und auch zeigen dürfen. Ähnliches gilt für professionell Pflegende. Bei ihnen kommt noch hinzu, dass sie, gerade im stationären Bereich, den Anspruch haben, allen Bedürfnissen, die sich ihnen zeigen, gerecht zu werden. Eine Altenpflegerin drückte es mal in dem Satz aus: *»Meine Stärke ist meine Last! Gerade dadurch, dass ich so einfühlsam bin, bekomme ich die Bedürfnisse von allen mit und mein Arbeitspensum wird immer größer.«*

Hier ist wichtig, die Erlaubnis zu betonen, dass es individuelle Grenzen der Belastbarkeit gibt. Die eine Pflegekraft hat sie hier, die andere dort. In einem guten Team kann man sich austauschen, kann jeder und jede im Rahmen einer würdigenden und würdigen Begleitung seine und ihre Besonderheiten leben. Wer nur einzeln mit sich über seine Grenzen hadert, kann das Team nicht nutzen. In der Zusammenarbeit können verschiedene Mitarbeiter und Mitarbeiterinnen sich selbst konstruktiv ergänzen. Wenn eine Pflegerin mit dem Herrn S. »nicht kann«, so fällt dies vielleicht ihrem Kollegen leichter, der wiederum immer mit Frau F. zusammenrasselt. Hier kann im Rahmen des organisatorisch Möglichen gegenseitige Unterstützung verabredet werden: Du kümmerst dich mehr um diesen Bewohner und du um jene Bewohnerin. So wird das Team zu einem Ort der Fachlichkeit und Kooperation.

Bedingung dafür ist, wie gesagt, dass ein Erlaubnisklima entsteht und gepflegt wird, in dem den individuellen Besonderheiten Raum gegeben wird. Dazu gehört auch, dass Abläufe nicht blind hingenommen werden, sondern die Erlaubnis besteht, sie kritisch infrage zu stellen und eigene Vorschläge konstruktiv einzubringen. So wichtig es ist, bei den Menschen, die in der Pflege begleitet werden, auf die Ressourcen und Stärken zu achten, so wichtig ist es auch, die Ressourcen und Stärken der Pflegenden in das Blickfeld zu nehmen. Vielleicht können Sie besonders gut mit anderen Menschen singen oder liegt Ihre Stärke darin, unruhige Menschen in dem, was sie beunruhigt, ernst zu nehmen und sie dadurch zu beruhigen? Vielleicht sind Sie ein Freund oder eine Freundin der Natur und können diese Freude an der Natur mit Menschen mit Demenz besonders gut teilen?

Jede pflegende Person hat ihre besonderen Stärken, ihre besonderen Kompetenzen, ihre besonderen Neigungen. Auch hier ist es wichtig, nicht alle über einen Kamm zu scheren, von allen das Gleiche zu erwarten, sondern ein Erlaubnisklima zu schaffen, in dem individuelle Besonderheiten erblühen können. Nur wenn sie bekannt werden und ausgesprochen werden, können sie in der pflegenden und sonstigen Begleitung gezielt genutzt werden.

UNSER TIPP

Sprechen Sie im Team über individuelle Stärken und verteilen Sie wiederkehrende Aufgaben anhand dieser Stärken. Schöpfen Sie in der Alltagsbegleitung und bei auftretenden Problemen das gesamte Repertoire vorhandener Stärken innerhalb Ihres Teams auch aus. Oft geht im »Eifer des Gefechts« Vorhandenes unter.

Als Angehöriger schaffen Sie sich ein Unterstützungsnetzwerk und fragen Sie konkret danach, was der Einzelne sich in der Begleitung zutraut. Sprechen auch Sie Ihre Wahrnehmung aus, welche Ressource Sie noch sehen, denn oft werden die eigenen Möglichkeiten eher unterbewertet.

Haltung statt Techniken

Oft werden wir in Fortbildungen oder Vorträgen nach konkreten Techniken im Umgang mit Menschen mit Demenz gefragt. Man möchte einen Koffer mit Handwerkszeug, aus dem man dieses oder jenes Instrument nehmen kann, wenn diese oder jene Situation eintritt. Dieses Bedürfnis ist verständlich, da es der sich verbreitenden Hilflosigkeit entspringt, die der Umgang mit demenzkranken Menschen notwendigerweise produziert.

Doch diese Techniken kann niemand bieten. Wichtiger als jede Technik ist die Haltung des verstehenden Mitgefühls, die Haltung des Einfühlens, Andockens und Abholens, die Haltung, sich an den Ressourcen der Beziehung und der Resonanz zu orientieren, die Sinne als Brücke zu nutzen, die Haltung, das Erleben der demenzkranken Menschen zu würdigen und die Würde der Kranken zu respektieren. Diese Haltung der Pflegenden ist nicht nur eine Angelegenheit des einzelnen Altenpflegers oder der einzelnen Altenpflegerin, sondern drückt sich auch in den Leitbildern der Institutionen aus. Damit meinen wir weniger das, was als offizielles Leitbild auf Papier geschrieben ist, sondern eher das, was ausgesprochen oder unausgesprochen als gemeinsame Haltung praktiziert wird. Welche Haltung Pflegende einnehmen, äußert sich in der Art und Weise der Begleitung und den eingesetzten Methoden, ist aber mehr als das. Selbst eine dem Leitbild Würde entsprechende Methode wie die Validation kann sowohl aus einer würdigen Haltung heraus praktiziert werden als auch als punktuell eingesetzte Technik, um Menschen mit Demenz zu beruhigen oder gar ruhig zu halten, damit sie nicht stören – also als Mittel zum Zweck.

Die Forderung nach einer würdigenden Haltung entspringt einer humanistischen Einstellung und benötigt keine weitere

Begründung oder Rechtfertigung. Zusätzlich findet sie jedoch ihre Begründung darin, dass, wie wir beschrieben haben, das Herz nicht dement wird, dass Menschen mit Demenz nicht nur durch ihre Krankheit definiert werden, sondern vor allem Menschen sind mit Ressourcen und mit Leiden, vor allem Menschen mit einem Herzen, das fühlt und begegnet. Dieses Herz zu respektieren, ja zu stärken und damit im Sinne des Bewertungstrainings die Fähigkeit jedes an Demenz Erkrankten zu unterstützen, eigene Bewertungen zu treffen, ist unabdingbar. Die demenzielle Erkrankung ist ein differenzierter und vielschichtiger Erlebensprozess, in dem die meisten Betroffenen besonders sensibel auf Stimmungen, Atmosphären und andere »weiche« Begegnungsfaktoren reagieren. An Demenz erkrankte Menschen spüren oft sehr genau Nuancen der Haltung, die ihnen entgegengebracht wird, heraus. Ein Grund mehr, zu betonen, dass es auf die Haltung ankommt. Gestalten Sie daher den Alltag nicht *für* Menschen mit Demenz, sondern *mit* ihnen.

Angemessene Rahmenbedingung und Entlastung

Pflegende Fachkräfte und pflegende Angehörige brauchen Rahmenbedingungen, um entsprechend dem hier Gesagten mit demenzkranken Menschen begleitend tätig sein zu können. Dazu gehören Aus- und Weiterbildung und Supervision, um zu verstehen, was in den erkrankten Menschen vorgeht, und um die persönliche Beziehungsebene der Pflege und sonstigen Begleitung bewältigen und nutzen zu können. Mit vielem des hier Gesagten kann und sollte sofort begonnen werden, ohne auf bessere Rahmenbedingungen zu warten. Und, wir betonen: und, die Rahmenbedingungen für die Begleitung von Menschen mit Demenz müssen verbessert werden. Dazu gehört insbesondere die persönliche Entlastung der Pflegenden, das Beziehungstraining, das Verständnis für das Innenleben der Erkrankten und, last, but not least, die Unterstützung der Pflegenden in ihrer Selbstwertschätzung. Wer die eigene Scham nicht wahrnimmt oder nicht ernst nimmt, wie soll dieser Mensch die Scham einer demenzkranken alten Frau wahrnehmen und anerkennen können? Wer die eigene Trauer nicht zulässt, wie soll er die Trauer der an Demenz erkrankten Menschen zulassen? Wer den eigenen Reichtum nicht wertschätzt, wie soll er dauerhaft ressourcenorientiert arbeiten können? Wer eigene Grenzen nicht anerkennt, wie kann er von anderen erwarten, dass sie ihre Grenzen hinnehmen? Erst wenn die Selbstwertschätzung der eigenen Person Raum hat, findet eine wertschätzende Haltung gegenüber den Menschen mit Demenz dauerhaften Boden.

UNSER TIPP

Fragen Sie sich, was Wertschätzung für Sie ist. Woran machen Sie es konkret fest? Die Antworten können helfen, den eigenen Blick zu erweitern und sich bewusst zu werden, in wie vielen Facetten, kleinen wie großen, sich Wertschätzung zeigen kann.

10 Ausklang: Würde bis zuletzt

Jeder und jede von uns wünscht sich ein Leben in Würde bis zum Schluss. Wie sich das gestalten soll, möchten wir Menschen individuell (mit)bestimmen können. Dieser doch so selbstverständliche Wunsch wird gestützt durch die Verankerung im Grundgesetz, Artikel 1: »Die Würde des Menschen ist unantastbar.« Betrachten wir es aus dem Blickwinkel des Älterwerdens, eines Prozesses, der in der Regel gesundheitliche Veränderungen mit sich bringt und je nach Lebenssituation eine mehr oder weniger große Abhängigkeit von unterstützenden Hilfeleistungen bedeutet, kann diese Selbstverständlichkeit ins Wanken geraten. Je mehr die Selbstbestimmung dann der Fremdbestimmung weicht, umso größer ist die Gefahr, dass die eigene Würde oftmals den funktionalen Abläufen weichen muss oder durch Fremdbestimmung pauschal übergangen wird.

So findet sich auch in vielen Leitbildern gerade stationärer Einrichtungen der Begriff der Würde wieder. Die Konkretisierung, was dies im Einzelnen für die tägliche individuelle Begleitung bedeutet, bleibt eher offen. So bleiben viele doch so hoffnungsvolle Ansätze und Würdeversprechen – angesichts der existenziellen Veränderung, die ein Heimeinzug für die Betreffenden mit sich bringt – uneingelöst.

Im Alter sowieso und gerade in der demenziellen Erkrankung werden aufgrund gesundheitlicher Veränderungen die Abhängigkeiten, die bis in die Intimsphäre reichen, immer größer. Damit sind unausweichlich Grenzberührungen verbunden, die die persönliche Würde und das Erleben von Scham betreffen. Das bedeutet aber nicht, dass deshalb weniger auf Respektierung der Intimgrenzen der betreffenden Menschen und Würdigung ihrer Willensäußerungen geachtet werden muss – im Gegenteil, gerade dann ist es umso wichtiger, Würde als Leitlinie im alltäglichen Handeln über Sprache und Taten zu praktizieren.

So verschieden, wie die Menschen sind, so unterschiedlich ist auch das Erleben der eigenen Würde. Das, was die persönliche Würde ausmacht und wann sich ein Mensch in ihr verletzt fühlt, ist subjektiv und verfestigt sich im Laufe unseres Lebens als Teil unserer Persönlichkeit.

So macht es Frau H. nichts aus, zur Toilette begleitet zu werden. Ihr ist es auch relativ egal, welche Mitarbeiterin dies durchführt. Für Frau B. hingegen ist es jedes Mal eine Herausforderung. Sie versucht daher, sooft es geht, allein zur Toilette zu gehen. Aufgrund ihrer Erkrankung gestaltet sich das zusehends schwieriger und so kommt es immer häufiger vor, dass ich Frau B. jammernd auf der Toilette antreffe, weil ihr wieder ein »Missgeschick« passiert ist und sie sich nicht mehr allein zu helfen weiß. Wenn ich ihr meine Hilfe anbiete, klagt sie immer wieder mit beschämtem Gesichtsausdruck: »Das ist doch schlimm. Jetzt müssen Sie das machen. Oh Gott, oh Gott …« Dann beginnt sie zu weinen.

Maßstab in der Begleitung sollte sein, die Not dieser Frau wahrzunehmen, ihr Bemühen wertzuschätzen, selbst noch, zumindest in diesem, ihrem intimsten Bereich, die Würde wahren zu wollen. Das Erleben der eigenen Würde in seiner Individualität und die damit verbundene Emotionsvielfalt gehen auch in der Demenz nicht verloren. Da diese sogenannten Missgeschicke wie in dem Beispiel im täglichen helfenden Ablauf, ob nun zu Hause oder im stationären Bereich, den Begleitenden oberflächlich betrachtet »noch mehr Arbeit machen«, als wenn sie gleich direkt geholfen hätten, sind Reaktionen darauf oftmals eher noch ein Nachschlag auf die Entwürdigung. Beispielsweise wenn etwa eine Mitarbeiterin ungehalten wirkt und schimpft: »Warum haben Sie denn nichts gesagt. Ich helfe Ihnen doch. Das wäre wirklich nicht nötig gewesen!«

Würde äußert sich konkret darin, dass die Gefühle der Menschen gewürdigt werden. Wenn über die Scham einer demenzkranken Frau hinweggegangen wird, so als ob sie in der Demenz gar nicht mehr vorhanden wäre, und gesagt wird: *»Kommen Sie, da müssen wir Sie erst mal wieder sauber machen. Das schaffen wir noch gerade vor dem Mittagessen«*, dann wird auf funktionaler Ebene über ihr intimes Erleben hinweggegangen und so ihre Würde verletzt. Bei den Erkrankten kommt dann ein Vorwurf an, so als ob sie selbstbestimmt oder gar willentlich ungehorsam gewesen wären, auch wenn der Vorwurf nicht so direkt ausgesprochen wird wie von der Frau, die zu ihrem Mann sagt: *»Warum sagst du denn nichts?! Du weißt doch, dass du es nicht mehr allein kannst. So machst du alles nur noch schlimmer!«*

Gerade bei Menschen in der Demenz, die in den Anfängen dieser Krankheit selbst mitbekommen, dass ihre Abhängigkeit von fremder Hilfe immer größer wird, ist das emotionale Erleben der Hilflosigkeit, Verzweiflung und Abhängigkeit oft noch stärker ausgeprägt als bei nicht erkrankten alten Menschen. Durch diesen sowieso intensiven emotionalen Prozess haben sie vielfach hochsensible Antennen dafür, *wie* ihnen Hilfe angeboten wird.

Eine Bewohnerin erzählt: »Das ist schon schlimm genug, dass ich das nicht mehr kann, aber mir ist lieber, Sie machen das, als dass es mein Mann tut. Der ist immer gleich so ungeduldig und schimpft nur.«
Eine Angehörige äußert im Beisein ihres demenzkranken Mannes: »Ach, wissen Sie, der kann es ja doch nicht mehr. Gestern hat er sich wieder in die Hose gemacht und danach dann noch den Schrank ausgeräumt.«

Manchmal sind es schon kleine Gesten oder Äußerungen, die die Würde des anderen verletzten können. Da sie oft unbedacht und im »Eifer des Gefechtes« geäußert werden (man will den anderen ja nicht bewusst verletzen), müssen wir sehr achtsam sein, wie unser Gegenüber reagiert. Wenn ein Mensch mit Demenz verstummt oder erstarrt, wenn er Fluchttendenzen hat oder sich seine Unruhe verstärkt, kann dies ein Hinweis sein, dass wir über etwas hinweggegangen sind und ihn eventuell verletzt haben.

UNSER TIPP

Reflektieren Sie mit Kolleg/innen, was kurz vor dem gezeigten Verhalten geschah? Nicht immer, aber manchmal liegt darin die Ursache. Erst über die Bewusstwerdung, was da geschah, lässt sich der Umgang beim nächsten Mal gezielt anders gestalten. Besonders schlimm werden Verletzungen, wenn mögliche Auslöser auch zukünftig ignoriert werden.

Es spielen verschiedene Faktoren eine Rolle, um würdevoll zu begleiten. Zunächst geht es darum, sich des individuellen Erlebens der Würde bewusst zu werden und es dann in seinen Ausprägungen, so wie der Einzelne es uns zeigt, ernst zu nehmen. Auch wenn wir etwas als »nicht so schlimm« einstufen, mag es sich doch im Erleben des anderen als schlimm anfühlen. Dies setzt voraus, die Krankheit der Demenz aus einem erweiterten Blickwinkel zu betrachten, welcher die große dahinterstehende Emotionsvielfalt mit all seinen Facetten anerkennt und die Einsicht bewirkt, dass jeder und jede Betroffene ein persönliches emotionales Erleben hat.

Ein an Demenz erkrankter Mann erzählt mir: »Würde ist für mich, wenn ich persönlich anerkannt werde, auch wenn ich heute vielleicht manches nicht mehr so kann. Meine Eltern haben mir einen Stolz mitgegeben. Du bist jemand, egal wer du bist und wie du bist, aber du bist was wert.«

So wie ein jeder Mensch sich wünscht, dass seine Würde bis zuletzt gewahrt bleibt, so wichtig ist es für die würdevolle Begleitung, dass wir uns mit unserem eigenen persönlichen Erleben und den damit verbundenen individuellen Grenzverletzungen auseinandersetzen und sie im Alltag dementsprechend achten.

Eine Bewohnerin: »Das wäre für mich schon Würde, dass ich nicht gleich mit allen anderen in eine Schublade gesteckt werde.«

Um etwas achten zu können, ist es wichtig, achtsam hinzuhören, hinzusehen und letztendlich auch achtsam bei sich nachzuspüren, wie sich ein Handeln anfühlt und welche Gefühle im Kontakt mit den Menschen in der eigenen Person hervorgerufen werden. Achtsamkeit bedarf der Wertschätzung und des Respekts für mein Gegenüber.

Eine Mitarbeiterin: »Ich habe selbst unheimlichen Respekt vor den alten Menschen. Damit gebe ich ihnen wohl auch ganz viel Würde oder sie können sie dadurch behalten. Sie sind wer für mich.«

In der Demenz, in der die eigene Persönlichkeit durch den Krankheitsverlauf immer unsichtbarer zu werden droht, sind die Betroffenen abhängig von den Begleitenden, dass sie anerkannt werden, so wie sie sind, ihr Erleben respektiert und ihnen Raum und Zeit gegeben wird, sich selbst als mündig zu erleben.

»Ich hab' mal einen alten Herrn erlebt, der saß an seinem Fenster, guckte nach draußen, hatte seine Metzgerschürze um und war glücklich und zufrieden. Er konnte nicht richtig laufen, lebte völlig allein in seiner Wohnung und ließ sich vom ambulanten Dienst betreuen. Sein Hörgerät funktionierte nicht, weil keiner bereit war, mit ihm zum Ohrenarzt zu gehen, weil er diese Metzgerschürze nicht abtun wollte, wie sein Sohn erzählte. Dann stand einmal in der Doku, Herr X. war heute knatschig und konnte nicht gebadet werden. Da hab' ich mir so gedacht, schlimmer kann man mit der Würde des Menschen doch nicht umgehen. Dass ein solcher Mensch mal nicht gut drauf ist, eventuell seine Einsamkeit spürt, ist doch wohl völlig normal. Das haben wir doch auch. Wie darf ich sein, um die Würde vom anderen zuerkannt zu bekommen, oder besser, wie muss ich sein, damit der andere mir meine Würde lässt?«

Eine wesentliche Voraussetzung, um würdigend zu begleiten, besteht ferner darin, dass ich als Begleiterin, als Begleiter mit meinem Gegenüber in Beziehung trete. Das meint, ihn achtsam in seinem Erleben wahrzunehmen. Ich muss dabei aber auch mein Erleben würdigen. Erst wenn ich mich selber in meinem Erleben ernst nehme, mein Tun nicht nur als funktionale Hilfestellung mit kompetenten pflegerischen Handlungen ansehe, ist es möglich, mit meinem Gegenüber in Beziehung zu gehen. Pflegefachkräfte fühlen sich auf der persönlichen Beziehungsebene aus verschiedenen Gründen oft ebenso überfordert wie viele Angehörige. Beide nehmen aufgrund dieser eigenen Hilflosigkeit und Überforderung, in der sie sich vielfach allein gelassen fühlen, oft eine Schutzhaltung ein, die nur einseitige persönliche Gefühle zulässt.

Eine Angehörige erzählte unter Tränen: »Ich wollte ihn doch nicht abgeben, aber ich kann nicht mehr. Ich hab' zum Schluss nur noch geschimpft und das hat mir so wehgetan. Das wollte ich doch so nicht.«

Hilflosigkeit führt oft zu Aggressivität. Das haben wir für die Erkrankten beschrieben und das gilt genauso für die Begleitenden.

Eine Mitarbeiterin zu einer Angehörigen, die sie gut kennt: »Deiner Mutter kann man nichts recht machen. Wir haben ihr schon den Würfelzucker hochkant geblasen.«

Solche Schutzhaltungen verletzen oft die Würde unseres Gegenübers und führen vielfach sogar zu Rückzug oder aggressiver Abwehr. Die Überforderung der Begleitenden trifft dann auf die Überforderung der Erkrankten. Rückzug trifft auf Rückzug und aggressive Abwehr stößt auf aggressive Abwehr. Konfliktsituationen und Grenzüberschreitungen sind die Folgen. Ebenso wie professionell Pflegende brauchen auch Angehörige eine sie stützende, zulassende Selbstwertschätzung. Erst wenn ich als Begleiterin, als Begleiter meine eigene Scham wahrnehme, meine eigene Angst ausdrücke, meine Trauer zulasse, kann ich die Scham, Angst, Trauer und die sonstigen Gefühle meines Gegenübers überzeugend anerkennen. Erst wenn ich meine eigene Person mit ihren Emotionen wertschätze und mein Erleben dazu würdige, kann ich eine nachdrücklich wertschätzende würdigende Haltung gegenüber demenzkranken Menschen aufbringen und darüber mit ihnen in Beziehung treten.

UNSER TIPP

Suchen Sie als Angehörige den Austausch mit anderen. Viele fühlen in ähnlichen Situationen ähnlich wie Sie. Das Erzählen darüber hilft loszulassen. Es kann Sie zudem darin unterstützen, andere Perspektiven wahrzunehmen, und darüber auch Mut machen, neue Wege in der Begleitung für sich zuzulassen und auszuprobieren.

Eine als würdevoll empfundene selbstbestimmte Lebensqualität der Geborgenheit und Vertrautheit findet sich erst in einer achtsamen würdigenden Begegnung von Person zu Person, oder besser »von Herz zu Herz«, wieder.

Eine an Demenz erkrankte Frau hat den Appell, sie als Person zu würdigen, in bessere Worte gefasst, als wir es jemals könnten. Ihr gebührt deshalb das Schlusswort:

»Wenn ich keine Frau mehr bin, warum fühle ich mich dann noch wie eine? Wenn ich nicht mehr wert bin, gehalten zu werden, warum sehne ich mich danach? Wenn ich nicht länger empfindsam bin, warum freue ich mich an der Weichheit von Seide auf meiner Haut? Wenn ich nicht länger sensibel bin, warum lassen bewegende lyrische Lieder eine Saite in mir erklingen? Jedes Molekül in mir scheint zu schreien, dass es mich wirklich gibt und dass diese Existenz von irgendjemandem gewürdigt werden muss! Wie kann ich den Rest dieser Reise ins Ungewisse ertragen ohne jemanden, der dieses Labyrinth an meiner Seite durchwandert, ohne die Berührung eines Mitreisenden, der mein Bedürfnis, etwas wert zu sein, wirklich versteht?« (McGowin 1994, S. 141)

Literatur

Baer, U. (2007): *Innenwelten der Demenz. Das SMEI-Konzept*. Neukirchen-Vluyn

Baer, U. (2017): *SMEI in sozialer Begleitung und Therapie*. Edition Alter & Würde Band 3. Berlin

Baer, U. (2017): *Wo geht's denn hier nach Königsberg? Kriegstraumata erkennen und überwinden*. Edition Alter & Würde Band 2. Berlin

Baer, U. (2017): *SMEI – Sensomotorische Erlebniszentrierte Interaktion. Grundlagen und Hauptmethoden*. Edition Alter & Würde Band 1. Berlin

Baer, U. (2016): *Selbstfürsorge – Wie Helfende das Helfen gut überleben*. Berlin

Baer, U.; Frick-Baer, G. (2008a): *Vom Trauern und Loslassen*. Weinheim

Baer, U.; Frick-Baer, G. (2012): *Das Wunder der Geborgenheit*. Weinheim

Baer, U.; Frick-Baer, G. (2008): *Das ABC der Gefühle*. Weinheim

Baer, U.; Frick-Baer, G. (2018): *Deine Würde entscheidet – Finde den inneren Kompass für ein gutes Leben*. Weinheim

Bosch, C. F. M. (1998): *Vertrautheit. Studie zur Lebenswelt dementierender alter Menschen*. Wiesbaden

Buijssen, H. (1994): *Senile Demenz. Eine praktische Anleitung für den Umgang mit Alzheimer-Patienten*. Weinheim

Buijssen, H. (2012): *Die magische Welt von Alzheimer. 25 Tipps, die das Leben mit Demenzkranken leichter und erfüllter machen*. Weinheim

Frick-Baer, G. (2009): *Aufrichten in Würde. Methoden und Modelle leiborientierter kreativer Traumatherapie*. Neukirchen-Vluyn

Fuchs, T. (2008): *Das Gehirn – ein Beziehungsorgan. Eine phänomenologisch-ökologische Konzeption*. Stuttgart

Kitwood, T. (2000): *Demenz. Der personen-zentrierte Ansatz im Umgang mit verwirrten Menschen*. Bern

McGowin, D. F. (1994): *Wie in einem Labyrinth. Leben mit der Alzheimer-Krankheit*. München

Rose, L. (1997): *Ich habe Alzheimer. Ein Bericht*. Freiburg

Roth, G. (2007): *Fühlen, Denken, Handeln*. Frankfurt am Main

Wallesch, C., W. Förstl, H. (2017): *Demenzen*. Stuttgart

Wetterling, T. (2001): *Gerontopsychiatrie. Ein Leitfaden für Diagnostik und Therapie*. Berlin-Heidelberg

Wie Demenzkranke ihre Welt erleben

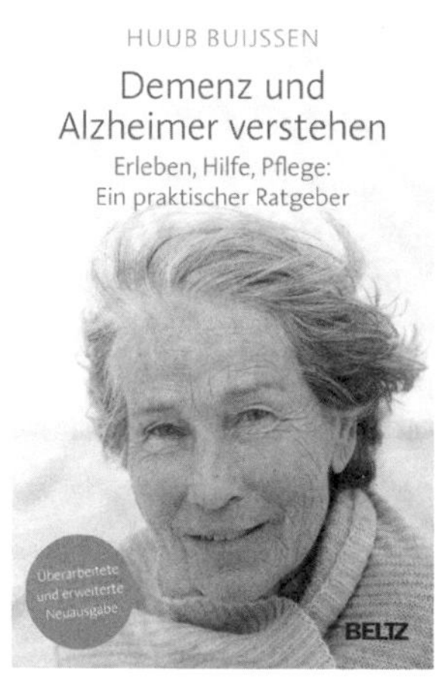

Menschen mit Demenz zu pflegen kann ein Kraftakt sein. Oft auch, weil man sie nicht mehr versteht, den Zugang zu ihrer Welt verliert. Huub Buijssens Standardwerk zeigt, was in den Köpfen Demenzkranker vor sich geht.

Anschaulich und anhand vieler Beispiele erklärt der Psychogerontologe, was Demenz ist, beschreibt den Verlauf der Krankheit und gibt Rat für den Alltag. Wie findet man Kontakt zu Dementen, reagiert auf ihre Stimmungs- und Verhaltensprobleme? Und: Wie achtet man als Pflegender auf sich selbst? Huub Buijssen, dessen Eltern selbst unter Demenz litten, gibt lebensnahen und fachkundigen Rat für die vielen Herausforderungen, die Demenz in fast allen Lebensbereichen für Angehörige mit sich bringt. Dieses Wissen nimmt die Unsicherheit im Alltag und bietet praktische Hilfen für ein ausgeglichenes Miteinander.

Huub Buijssen
Demenz und
Alzheimer verstehen
Erleben, Hilfe, Pflege:
Ein praktischer Ratgeber
Broschur, 348 Seiten
ISBN 978-3-407-86534-2

www.beltz.de 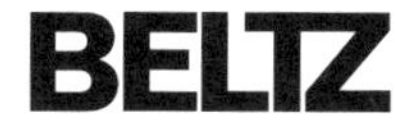